研究机构良好治理实践的国际准则

国际医学科学组织理事会（CIOMS）制定

朱伟 游广智 译

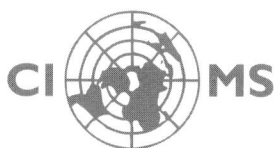

CI〔〕MS

上海医药临床研究中心
SHANGHAI CLINICAL RESEARCH CENTER

日内瓦2023

上海交通大学出版社
SHANGHAI JIAO TONG UNIVERSITY PRESS

内容提要

本书英文版 *International guidelines on good governance practice for research institutions* 由国际医学科学组织理事会（Council for International Organizations of Medical Sciences, CIOMS）于 2023 年发表。上海市临床研究伦理委员会获得了 CIOMS 的免费授权,对本书进行翻译。主要内容包括临床研究领域的现有标准和良好实践,为研究机构如何开展符合伦理、高质量的科学研究提供具体指导。本书适合研究机构使用,以更好地履行其责任,保护研究参与者及其团体;也可供所有生物医学研究领域内的从业人员参考使用。

图书在版编目(CIP)数据

研究机构良好治理实践的国际准则/国际医学科学
组织理事会(CIOMS)制定;朱伟,游广智译. —上海:
上海交通大学出版社,2025.6. —ISBN 978 - 7 - 313
- 32637 - 9

Ⅰ.R - 052
中国国家版本馆 CIP 数据核字第 202547C2M6 号

研究机构良好治理实践的国际准则
YANJIU JIGOU LIANGHAO ZHILI SHIJIAN DE GUOJI ZHUNZE

制　　定:国际医学科学组织理事会(CIOMS)		译　　者:朱　伟　游广智	
出版发行:上海交通大学出版社		地　　址:上海市番禺路 951 号	
邮政编码:200030		电　　话:021 - 64071208	
印　　制:上海锦佳印刷有限公司		经　　销:全国新华书店	
开　　本:710mm×1000mm　1/16		印　　张:6.25	
字　　数:93 千字			
版　　次:2025 年 6 月第 1 版		印　　次:2025 年 6 月第 1 次印刷	
书　　号:ISBN 978 - 7 - 313 - 32637 - 9			
定　　价:38.00 元			

致　　谢

国际医学科学组织理事会（Council for International Organizations of Medical Sciences，CIOMS）衷心感谢研究机构良好治理实践（Good Governance Practice for Research Institutions，GGPRI）工作组成员的贡献（见附录二），以及各组织和机构的慷慨支持，这些组织和机构通过提供专家和资源，推动了相关工作以及本书的最终出版。

特别感谢 Dominique Sprumont，他在整个项目期间主持了工作组会议，感谢他的奉献精神和领导才能。CIOMS 感谢他参与起草概念文件、启动项目，以及在整个项目（包括编辑阶段）中的积极跟进和投入。

在项目过程中，根据所需的特定专业知识，新成员被邀请加入工作组。在 2021 年 7 月至 2023 年 9 月期间，整个工作组举行了六次视频会议和两次现场会议。CIOMS 由衷感谢世界医学协会（World Medical Association，WMA）的学术合作伙伴——纳沙泰尔大学（University of Neuchâtel）卫生法研究所，感谢他们慷慨地主办了最后一次会议。

每次会议都有至少一名记录员，我们感谢他们的专业贡献。此外，我们还要感谢 Johannes van Delden、Kim Ellefsen-Lavoie、Kotone Matsuyama 和 Henry Yau 的参与，他们领导了指定章节的编写工作。

工作组的全体成员均积极参与了文本的讨论、起草、修订以及审阅工作，这些文本形成了最终的共识报告。在公开征求意见过程中收到的外部各方（见附录三）意见得到了高度重视，工作组已针对这些意见进一步修订了准则。与此同时，我们要感谢纳沙泰尔大学的 Anahita de Lafond 和 Stanislas Boda，她们事先收集并编辑了收到的所有意见。

我们特别感谢 Aline Sigrist 和 Annie Volet 在准则制定的各个阶段对工作组的管理和协调。

我们还要感谢 CIOMS 秘书处,感谢 Sue le Roux 在组织现场会议以及整个项目期间提供行政支持方面所做的贡献。

最后,我们要感谢 Monika Zweygarth 在支撑编辑过程、报告的最终完稿和出版中所发挥的重要作用。

Lembit Rägo

MD、PhD,CIOMS 秘书长

2023 年 11 月于瑞士日内瓦

中译本致谢

感谢上海医药临床研究中心对本材料翻译出版的资助,以及上海医药临床研究中心高婵琴、上海市临床研究伦理委员会朱琳子、周佳庆和章晓祎在中文翻译工作中提供的专业支持。

缩写词和缩略语

ALCOA＋原则（数据应该具有可追溯性、易读性、实时性、原始性、准确性、完整性、一致性、耐久性和可获取性）ALCOA＋ principles（data should be attributable，legible，contemporaneous，original，accurate，complete，consistent，enduring and available）

标准操作程序 standard operating procedure，SOP

非政府组织 non-governmental organization，NGO

广域网 wide area network，WAN

《国际人用药品注册技术协调会药物临床试验质量管理规范》E6（R2）（ICH GCP 指南）ICH Guideline for Good Clinical Practice E6（R2），ICH GCP＊

国际临床试验注册平台 International Clinical Trials Registry Platform，ICTRP

国际人用药品注册技术协调会 International Council for Harmonisation of Technical Requirements for Pharmaceuticals for Human Use，ICH

国际医学科学组织理事会 Council for International Organizations of Medical Sciences，CIOMS

国际医学期刊编辑委员会 International Committee of Medical Journal Editors，ICMJE

《反海外腐败法》（美国）the Foreign Corrupt Practices Act（United

＊ ICH GCP 指南的下一个修订版本 E6（R3）已于 2023 年 5 月 19 日获得批准，在本书撰写时正处于公开征求意见阶段。

States），FCPA

患者和公众的参与 patient and public involvement，PPI

患者和公众的参与及积极介入 patient and public involvement and engagement，PPIE

机构审查委员会 institutional review board，IRB

可发现性、可访问性、互操作性和可重用性（FAIR 原则）findability，accessibility，interoperability and reusability，FAIR

联合国教育、科学及文化组织（联合国教科文组织）United Nations Educational，Scientific and Cultural Organization，UNESCO

临床试验质量管理规范 good clinical practice，GCP

临床研究信息系统 clinical research information system，CRIS

实验室信息管理系统 laboratory information management system，LIMS

世界卫生组织 World Health Organization，WHO

世界医学协会 World Medical Association，WMA

首席研究员 principal investigator，PI

数据传输协议 data transfer agreement，DTA

数据管理计划 data management plan，DMP

信息技术 information technology，IT

研究机构良好治理实践 good governance practice for research institutions，GGPRI

研究伦理委员会 research ethics committee，REC

样本转移协议 material transfer agreement，MTA

知识产权协议 intellectual property agreement，IPA

2019 冠状病毒病 coronavirus disease 2019，COVID‑19

专业名词

利益冲突

指个人或组织在拥有两个或更多相互竞争的利益时,可能存在与主要利益相关的专业判断受到次要利益不当影响的风险。利益冲突的存在足以影响各方对判断公正性的信任。此处所提到的利益冲突并非仅限于经济利益,行为和认知也可能受到非物质性利益冲突的影响(例如参与研究或出版项目、地位提升或丧失、家庭或个人关系等)[1]。

治理

机构在管理组织、人力和基础设施资源时行使权力的方式,这些资源被直接或间接地用于研究活动。治理包括为行使这种权力而设计的正式和非正式的机制(结构、标准、程序、策略、流程等)[2]。

良好的治理

指导研究机构在开展研究活动时负责任和高效地行使权力的原则,以履行本工具所述的对所有研究利益相关方(特别是关注人类参与者、研究人员和社会大众)的义务和目标。

---

1 改编自:Swiss Academy of Medical Sciences (SAMS). Guidelines. Collaboration between medical professionals and industry. Approved by the Senate of the SAMS on 2 June 2022. PDF

2 改编自:World Bank. Governance and Development. Washington,D. C. :World Bank;1992:p. 1. PDF

研究机构良好治理实践（GGPRI）

一套描述良好治理的方法论工具，旨在帮助研究机构根据研究利益相关者的需求和可用资源，评估并改进为其提供支持的方式。GGPRI 的目的是让每个研究机构都意识到在其基础设施内进行（或与其相关）的研究活动，以及其需要承担的责任，并根据其需求和资源采取适当的研究治理措施。

健康相关研究

旨在发展或促进传统人类研究领域中可推广和可转移的健康知识的活动。可推广的健康知识包括健康相关的理论、原则或关系，或基于这些的信息积累，这些信息可以通过公认的科学观察和推理方法加以验证。可转移的健康知识指的是研究结果在其他背景、环境、情况、群体或患者中的适用性。健康相关研究涵盖大量跨学科的定量和定性研究，以及方法论（包括临床试验、观察性研究、流行病学研究、生物样本库、自然史研究、行为研究和社会科学研究）[1]。

干预性研究

根据研究计划或方案对参与者、其行为或环境进行干预的研究。这些干预可能涉及医疗产品（如药物或设备）、程序，或参与者行为的改变（如饮食或运动）。在生物医学研究中，干预性研究通常被称为临床试验，它涵盖了对药物类产品的研究，但也包括其他类型的干预，如外科手术、医疗设备的使用或细胞和基因治疗[2]。

观察性研究

完全基于研究者观察的研究。研究参与者、其行为或环境不会受到

1　改编自：Council for International Organizations of Medical Sciences（CIOMS）. International ethical guidelines for health-related research involving humans. 2016. doi:10.56759/rgxl7405

2　改编自：National Institute of Health, U. S. National Library of Medicine. ClinicalTrials.gov: Learn About Clinical Studies. Webpage, accessed 23 October 2023.

　　　　　　　　　　　研究机构良好治理实践的国际准则

干扰或操纵。观察性研究旨在系统地观察、记录和分析特定群体的参与者、社会、文化、行为或态度。参与者可能会接受作为其常规医疗护理一部分的干预(可能包括药物或设备等医疗产品)或程序,但不会像在临床试验中那样被研究者分配至特定的干预(如在临床试验中)。

在前瞻性的观察性研究中,研究人员可能会收集原本不会收集的健康数据或人类生物样本。另请参阅下文"以研究为目的再次使用健康数据和人类生物材料"。

研究机构

所有进行健康相关研究的公共或私人实体、机构、医疗保健或公共卫生部门。在本书中,"研究机构"一词涵盖所有开展健康相关研究活动或与之相关的部门,无论研究是否被明确视为该机构的任务或核心业务的一部分;此处所指的机构不局限在主要致力于健康相关研究的部门(例如临床试验中心)[1]。

研究参与者

参与健康相关研究项目的个体,他们可以是干预措施(例如研究产品或侵入性程序)的直接接受者、对照组成员或观察研究的参与者。个体可以是自愿参加研究的健康人,也可以是状况与所进行研究无关的自愿人士,或者是与研究产品使用或研究问题相关的人(通常是患者)[2]。

研究浪费

某些研究,由于设计不当、实施不规范或结果传播不力等原因,无法推

---

1   改编自:International Council for Harmonisation of Technical Requirements for Pharmaceuticals for Human Use (ICH) Guideline for Good Clinical Practice E6 (R2). 2016. PDF.
    注意:本书撰写时,《国际人用药品注册技术协调会药物临床试验质量管理规范》(ICH GCP)E6(R3)版本的修订草案正处于公开征求意见阶段,其中"试验参与者"(trial participant)的定义与E6(R2)版本中的"受试者"(subject/trial subject)保持一致。

2   改编自:World Health Organization (WHO). Product Research and Development Team. Operational guidelines for ethics committees that review biomedical research. Geneva, Switzerland: WHO; 2000. PDF

动科学知识的进步或为所投入的资源带来社会回报。参见下文"资源"。

资源

在本准则中,"资源"指的是时间、培训、合格的工作人员、设施、临床和实验室设备、硬件和软件、通信工具、数据保护基础设施、健康数据库和生物样本库、伦理和法律咨询等。这不仅涉及资金支持,还涉及治理问题,即为研究人员提供哪些服务和支持,以帮助他们履行研究伦理和法规所要求的责任。

以研究为目的再次使用健康数据和人类生物材料

在观察性研究中,使用已存在的、因非研究目的(如以诊断、治疗或统计为目的)而收集的健康数据或人类生物样本。参见上文"观察性研究"。

学术不端行为

指未遵守为保障科学诚信、研究参与者安全和(或)公共卫生而制定的适用程序、政策和公认伦理原则的行为,可能包括但不限于以下类型:在提出、实施、评审研究或报告研究结果时,进行捏造、篡改或剽窃。其中,捏造是指编造数据或结果并予以记录或报告;篡改是指操纵研究材料、设备或流程,或更改、遗漏数据或结果,导致研究实际情况未能在研究记录中准确呈现;剽窃则是指未经适当引用而使用他人的观点、方法、结果或文字。但请注意,学术不端行为不包括观点的分歧[1]。

研究数据

健康相关研究数据、内部临床和(或)研究数据库和生物样本库,以及来自患者、社区、医疗服务提供者、公共卫生和医疗保健机构的定量和定性数据。

---

[1]　改编自:European Federation of Academies of Sciences and Humanities (ALLEA). The European Code of Conduct for Research Integrity. 2023 Revised Edition. doi: 10.26356/ECOC

目　　录

研究机构良好治理实践的国际准则

图表清单

前　　言

背景

　　科学研究对于保护和改善全球人口的健康与福祉至关重要。研究人员也站在应对重大危机的前线,例如影响每个人的 COVID－19 大流行和气候变化。当今的科学界比以往任何时候都更加重任在肩,以直面这些前所未有的挑战。COVID－19 疫苗的开发即为卫生领域协同行动、取得成功的一个独特范例。

　　自 20 世纪 60 年代以来,涉及人类参与者的研究活动稳步增长,并呈现出全球化和工业化的趋势。健康相关研究在地方、区域和国际层面都存在众多活跃的利益相关方,因而变得十分复杂。为了促进并规范这一进程,大量伦理、专业和行业的指导性文件被采纳,构成了一个密集的规范性框架。其中,最早且被引用最多的文件之一是 1964 年由世界医学协会(WMA)通过的《赫尔辛基宣言》。该宣言被广泛认为是研究伦理的"宪法",后续推出的所有其他文件,包括 2016 年国际医学科学组织理事会(CIOMS)发布的《涉及人的健康相关研究国际伦理准则(2016 版)》,都对其进行了引用。

核心概念

● 责任

　　大多数伦理准则和法律都侧重于个体研究人员的责任,以保护研究参与者的福祉、权利和尊严,而研究伦理委员会(REC)仅充当守门人的角色。2016 年版《国际人用药品注册技术协调会药物临床试验质量管理规范》E6(R2)(ICH GCP)则显然是个例外,它就申办方的责任提供了详细的指导,涵盖治理、标准操作程序(SOPs)、质量保证和数据管理等方面的问题。然而,ICH GCP 是为药物试验设计的,并未涉及其他利益相关方,如患者组织、社区或研究机构,尽管它常被用作非药物试验的健康相关研究的参考标准。另一份值得参考的文件则是世界卫生组织(WHO)于2011 年发布的《涉及人的健康相关研究的伦理审查标准和操作指南》,该文件主要侧重于设立 REC 的实体的职责。而 2023 年发布的《WHO 涉及人的健康相关研究伦理监督基准工具》对其进行了补充,其中包含了一个关于研究机构的章节。

在实践中,很少评估研究人员在其机构中是否拥有必要的资源来履行其职责。由于缺乏一个公认的参考框架,这种评估通常针对每个研究方案单独进行,导致关于每个组织、医院或医疗机构的研究活动及可用资源的信息往往不足,从而难以保护研究参与者及其社区、保证研究的质量。

- **治理**

2016 年,世界医学协会在其《台北宣言:关于健康数据库和生物样本库的伦理考虑》中增加了关于治理的章节。同年,CIOMS 发布的《涉及人的健康相关研究国际伦理准则(2016 版)》以及欧洲理事会提出的《部长委员会对成员国关于人类来源生物材料研究的建议书》[CM/Rec(2016)6]中,也都探讨了生物样本库治理的问题。这表明,在研究伦理领域,对开展研究所需的资源及其治理的关注正日益增加。

- **患者参与**

2022 年,CIOMS 第十一工作小组发布的报告《患者参与药物开发、监管和安全使用》中强调,合乎伦理的医学和生物学研究应将可能接受药物治疗的患者视为专家伙伴,因为他们的偏好、关注、理解以及对某种疾病的生活体验有助于促进药物的开发和使用。

- **交叉性**

另一个关键问题是承认社区的多样性及其特殊需求和社会地位,这必须在健康相关研究中得到更全面的反映。从这一角度来看,必须认识到各潜在不利因素之间的交叉作用,尤其是基于自然性别、种族、民族、社会性别(包括性别认同)、残疾、移民身份、教育或阶级等方面的交叉。换言之,"各种形式的不平等会相互影响,因此,必须同时分析和解决,以防止一种形式加剧其他形式的不平等"[1]。

- 平等伙伴关系

在应对促进研究伦理中的卫生公平的挑战时,与CIOMS《涉及人的健康相关研究国际伦理准则(2016版)》中关于脆弱性概念的工作相一致,其他重要的参考性文件最近也得到了通过。它们在促进所有利益相关方的合作和参与的同时,聚焦于现有资源的公平使用。这些文件包括2016年推出的《科学数据管理和维护的公平指导原则》、2018年推出的《信任准则——促进平等研究伙伴关系的全球行为规范》,以及2021年CIOMS的共识报告《资源有限环境下的临床研究》。这些文件摒弃了以往将研究参与者主要定义为脆弱且需要保护的家长式观点,从更加平等的视角出发,将研究参与者及其所在社区视为其所参与研究的共同创造者,并给予相应的对待。这就要求改变他们参与研究的形式,使他们的意见在研究项目的构思、实施以及后续结果传播的全过程中都能够被听到。该原则即广为人知的"患者和公众的参与及积极介入"(PPIE)原则。

上述这些范式的改变,意味着亟需进一步认识开展或涉及研究的机构所发挥的关键作用。本书旨在通过帮助研究机构为研究人员营造适当的环境以履行其伦理和职业责任,从而填补涉及人类参与者的健康相关研究的规范性框架的不足。这些责任可能因学科的不同(如生物医学和社会科学之不同)而有所差异,并具有各自的特点。其核心理念是,机构不应忽视或掩盖不合伦理的研究活动,而应把研究伦理准则作为其社会契约的一部分来捍卫,并在健康相关研究领域中贯彻最高的伦理、法律、专业和科学标准。

《研究机构良好治理实践的国际准则》的宗旨

本书旨在帮助研究机构在充分利用现有资源的同时,更好地履行其职责,包括保护人类研究参与者及其社区,促使他们积极参与研究过程,

---

1   https://www.intersectionaljustice.org/what-is-intersectionality

并确保研究的针对性和质量。本书回顾了健康相关研究领域现有的国际标准和最佳实践,并为研究机构提供了如何有效落实这些标准和实践的详尽指导。本书也是对本部分末尾所列的参考文件(包括 ICH GCP)中治理规定的补充。

机构的角色

机构在健康相关研究中发挥着重要作用,例如,通过其患者、用户和(或)员工参与健康相关问题的研究、调查、问卷或访谈,来帮助开发或促进可推广或可转移的健康知识。此外,它们还通过授权共享健康数据和生物材料来为机构内部或外部的研究人员提供支持。关于健康数据和生物材料在研究中的进一步使用,可以在任何收集此类数据和材料的医疗机构或公共卫生部门中进行。实际上,很多研究并非在专门的研究中心开展,而是在公立或私立医疗机构、医院、日间护理或家庭护理中心,或是公共卫生服务机构开展。

在机构内开展研究或机构涉及研究时,即使研究由外部资助者主导,机构也需承担一定程度的责任。公共或私人的实体、机构,对其承担或资助的健康相关研究负有法律和伦理的责任,它们不仅需要履行与其使命相关的义务和责任,还需对人类参与者、研究人员、广大公众及其他研究利益相关方负责。这包括持续保护研究参与者的福利、权利及尊严,保护工作人员及独立研究人员的权利、科学自由及诚信。同时,还应采取适当措施以保护环境。机构所应承担的上述责任,源于其对患者及所服务人群的普遍义务,同时也与其作为研究人员的雇主或潜在资助者有关,无论机构是否知情,它们都在为研究人员提供支持和资金。无论机构是否认同这样的定位,在任何情况下,它们都有责任履行这些职责。

即使研究活动的规模较小,它们也可能引发诸如研究伦理、公共卫生和科学诚信等方面的问题,需要研究机构予以足够的重视。这不仅与机构自身的利益密切相关,对于维持患者和公众对研究和科学的信任也至关重要。然而,尽管必须尊重科学自由并鼓励研究人员的创造力,但对于大多数机构而言,建立临床研究中心既无必要也不可取。并非所有涉及人类参与者的研究都需要同等程度的审查和伦理评估。本书旨在为研究机构提供一种工具，使其能够更好地从研究活动中获益，同时避免医疗保健和公共卫生干预所需资源的分散。至关重要的是，每个研究机构都应了解在其基础设施内开展的或与其相关的各项研究活动，并根据其需求和资源采取相应的治理措施。

国际医学科学组织理事会工作组

国际医学科学组织理事会（CIOMS）是一个国际性、非政府、非营利组织，由 WHO 和联合国教科文组织（UNESCO）于 1949 年共同设立。其使命是通过提供健康研究（包括伦理、医疗产品开发和安全等）方面的指导，来推动公共卫生发展。

CIOMS 发布的报告是深入的指导性文件，可作为全球范围内特定主题的参考和指南。除了《涉及人的健康相关研究国际伦理准则（2016 版）》之外，CIOMS 工作组还于 2021 年发布了一份共识报告——《资源有限环境下的临床研究》，并于 2022 年发布了《患者参与药物开发、监管和安全使用》报告。

作为一个独特的全球性科学组织，CIOMS 具备制定关于研究机构良好治理实践（GGPRI）的多利益相关方国际指南文件的优势。为此，CIOMS 执行委员会授权成立了一个专门的工作组，该工作组以现有的伦理和专业指导性文件，以及国家、地区和国际层面的现行法规为基础开展工作。其主要任务是针对那些未将研究视为其首要使命的机构，为其研究人员提供适当的环境，使其能够按照研究伦理和法规高标准地开展研究活动，从而提升这些机构在该领域中的能力。

CIOMS GGPRI 工作组的出发点在于确定实现健康相关研究项目所需的各种资源，无论这些项目属于哪一类别。这里的"资源"包括时间、培训、合格的工作人员、设施、临床和实验室设备、硬件和软件、通信工具、数据保护基础设施、健康数据库和生物样本库、伦理和法律咨询等。这不仅涉及资金支持，更是一个治理问题。换句话说，研究人员需要什么样的服务与支持，方可履行研究伦理和法规所要求的责任。

本报告的结构和内容

为了便于理解和使用,这些准则被划分为 12 个领域,研究机构应对此予以关注:

(1) 管理。

(2) 伦理。

(3) 法律。

(4) 研究诚信与利益冲突。

(5) 科学标准。

(6) 数据与生物材料的收集、存储和使用:生物样本库和资料库。

(7) 数据处理和信息技术(IT)。

(8) 财务管理和预算。

(9) 合作。

(10) 交流。

(11) 教育和培训。

(12) 机构研究监督。

在这 12 个领域中,每个领域都涵盖了各种资源,可细分为基础设施、人力资源和组织资源(图 1)。所有研究机构都应具备这些资源,尤其是用于研究的基础设施和人力资源,尽管它们未必完全由机构本身直接掌握和监督。改善每个领域的研究治理,可以更高效地利用这些资源。每个领域都同样重要,但在具体的研究项目中,其重要性可能因情况而异,某些领域可能会更为突出。

总体上,每个领域都作为一章,但某些领域由于在实践中联系紧密,研究人员习惯于将它们放在一起处理,因此会被合并到同一章中进行讨论。每一章都应结合其他章节来解释和阅读,而不应被孤立地看待。

每一章都列出了相应的背景和适用原则,以及该领域中所需考虑的主要问题和应对之策。此外,相关核心概念也已被列出和(或)以粗体标

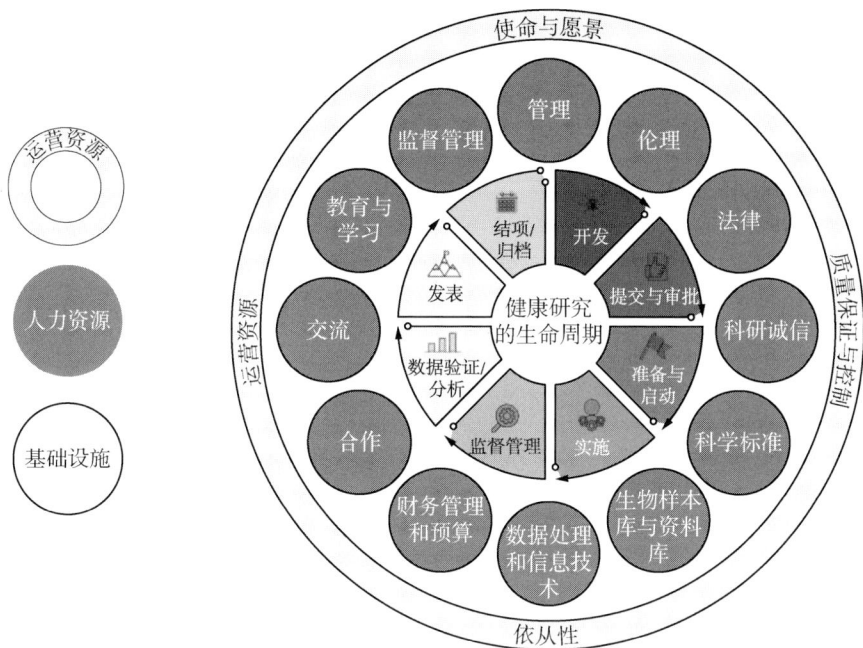

图 1 研究机构良好治理实践中应关注的主要领域

出。每章末尾附有参考文献列表(本书在线版本含有超链接[1]),以便和涉及人类参与者的现有研究规范框架相关联。附录中还列出了需要考虑的要点,作为研究机构详细了解研究活动和可用资源的工具,同时也用于追踪研究进展,以加强机构的良好治理实践。为了方便阅读和参考,各章中使用的要点编号与附录中的编号一致。

涉及人的研究通常是一项高度复杂的活动,涉及多个制约因素,并须在细致的监管框架内进行。这就是为什么有些章节的内容比其他章节更加详细、专业性更强,这与所涉及领域的特点有关。例如,信息技术(IT)或生物样本库等领域的专业性就不容忽视。这一点在药物试验领域尤为明显:药物试验通常被视为涉及人类参与者的生物医学研究的"金标准",并且 ICH GCP 主要就是为此而设计。虽然 ICH GCP 在研究实践中的重要性毋庸置疑,但其在行为研究、观察性研究或定性研究等领域的适用性

---

1   本文可通过 https://doi.org/10.56759/hslk3269 免费获取。

却相对较弱。在某些情况下，其实施甚至可能对研究参与者的保护和研究质量产生不利影响。

实施

从研究机构的角度，本书可作为健康相关研究的入门资料。各项准则可作为对各章所涵盖领域中现有国际指南、专业标准和最佳实践的介绍，也可以作为对它们的补充。

在执行本准则时，研究机构应该：

（1）确定当前和计划在机构内开展（或与之相关）的研究活动，并评估其中的主要问题。

（2）详细描述每个领域用于研究的现有资源（图1），及其如何对机构的主要任务进行支持。

（3）制定策略以改善研究活动中的协作，从而提升机构整体活动的效益。在多数情况下，研究策略的制定不应孤立进行，而应与更广泛的策略相结合，以提高机构效率、质量保证和质量控制以及患者的安全和参与度。

机构应基于现有资源，根据其在每个领域的具体需求，确定采取这些措施的优先项。这一过程可以通过机构内所有专业人员、患者和公众的参与来实现。研究、医疗质量以及机构满足公众健康需求的能力，这三者之间存在着直接联系。因此，在管理机构资源时应充分考虑研究活动，这将有利于机构开展的所有其他活动。

在许多开展或涉及研究的机构中，管理层对研究的关注度有限。一个常见原因是，研究并非机构的主要职责。然而，对于医生和医疗专业人员来说，研究对于解决患者需求至关重要，因而是一项伦理和专业义务。同时，对于医生和其他医疗服务提供者而言，研究还可能对他们的职业生涯和学术认可产生重要影响。因此，研究人员自身也可以使用这些准则，与所在机构就治理、质量保证和控制、患者安全或患者参与等问题进行对话。最后，商业资助者和资助机构在机构层面实施研究项目时，也可以参考这些准则。

研究机构良好治理实践的国际准则

参考文献

本文档中列出的参考文献的链接均可在在线版本中找到，该版本可免费访问，网址为 https://doi.org/10.56759/hslk3269。

Council for International Organizations of Medical Sciences（CIOMS）. International ethical guidelines for health-related research involving humans. 2016. doi:10.56759/rgxl7405

Council for International Organizations of Medical Sciences (CIOMS). Clinical research in resource-limited settings. 2021. doi:10.56759/cyqe7288

Council for International Organizations of Medical Sciences（CIOMS）. Patient involvement in the development, regulation and safe use of medicines. 2022. doi:10.56759/iiew8982

Council of Europe（COE）. Recommendation CM/Rec（2016）6 of the Committee of Ministers to member States on research on biological materials of human origin. 2016.（Adopted by the Committee of Ministers on 11 May 2016 at the 1256th meeting of the Ministers' Deputies）. Available from the COE website

International Council for Harmonisation of Technical Requirements for Pharmaceuticals for Human Use（ICH）. Guideline for Good Clinical Practice E6（R2）. 2016. PDF

Organisation for Economic Cooperation and Development. Strengthening the Effectiveness and Sustainability of International Research Infrastructures. OECD Science, Technology and Industry Policy Papers, n° 48. Paris, France: OECD; 2017. PDF

The TRUST Code—A Global Code of Conduct for Equitable Research Partnerships. 2018. doi:10.48508/GCC/2018.05

Wilkinson MD, Dumontier M, Jan Aalbersberg I, et al. Addendum: The FAIR Guiding Principles for scientific data management and stewardship. Sci Data. 2019;6（1）:6. doi:10.1038/s41597-019-0009-6

World Health Organization. Standards and operational guidance for ethics review of health-related research with human participants. 2011. Available from the WHO website

World Health Organization（WHO）. Research for universal health coverage: World health report 2013. Available from the WHO website

World Health Organization. WHO tool for benchmarking ethics oversight of health-related research involving human participants. 2023. CC BY - NC - SA 3.0 IGO. Available from the WHO website

World Medical Association. WMA Declaration of Helsinki—ethical principles for medical research involving human subjects. 2013. Available on the WMA website

World Medical Association. WMA Declaration of Taipei on ethical considerations regarding health databases and biobanks. 2016. Available on the WMA website

研究机构良好治理实践的国际准则

第一章

研究机构管理

背景和原则

研究机构和任何其他企业和组织一样,具有特定的社会目标,而这一目标只有在良好治理下,通过制定和实施适当的管理策略才能实现。对于任何组织,管理均涉及 3 个维度:

- 明确组织的具体目标和使命。
- 使工作富有成效并促进员工取得成果。
- 管理好社会层面的影响并履行社会责任。

研究机构的治理要求做到以下几点:持续关注、评估和实施伦理、法律和科学的标准、财务管理政策、合作和沟通策略、员工教育和学习以及机构的研究监督。良好的治理应包括伦理、诚信、合规、透明和公共责任,并且应建立在以下 4 个核心管理要素之上:

- 明确的研究范围、使命、愿景及价值观。
- 有效的组织结构、领导力及文化。
- 强大的知识、质量及风险管理能力。
- 与利益相关者之间开放和有效的沟通。

考虑重点及对策

1 - 研究范围、使命、愿景和价值观

开展研究的机构在业务范围上具有广泛的多样性(另见术语表中"研

究机构"的定义）。有些机构可能是涉及全方位研究领域的学术机构，有新药的干预性临床试验，也有非干预性的健康相关研究，如大学附属医院、临床试验中心；而另一些机构，其主要业务范围可能并非研究领域，如提供临床服务的医院和医疗服务单位。还有一些机构，可能会匀出部分时间和资源来支持某些特定的健康相关研究项目，如以患者为导向的结果研究、儿科研究等。因此，每个研究机构都应当考虑到其核心专业领域、方向和社会责任，并按其研究范围确定自身的研究使命、愿景和价值观。明确的研究范围、使命、愿景和价值观对研究机构至关重要，因为它们为以下方面奠定了基础：

- 制定本机构组织架构、人员构成、资源规划及发展战略，包括优先推进的研究重点。
- 规划本机构的基础设施与设备布局、操作流程及技术应用。
- 吸纳合格的专业人才，并规范引导他们的专业行为。

2 - 组织结构、领导力和文化

健康相关研究是以知识为基础、多学科、动态、前瞻性且具有实践性的。为了满足基于现有资源的研究需求，研究机构应在组织架构和人力资源方面做如下建设：

- 委派对研究感兴趣的领导者，授权其伦理的领导力，以推动研究机构的管理和发展。
- 建立多元化的专业团队组合，使其覆盖机构的研究范围，明确团队成员的分工及相互关系，以促进他们之间的有效合作，并支持研究结果的高效交付。
- 建立有利于机构有效开展研究活动的伦理文化（无论是在组织层面还是个人层面），并支持机构达成社会责任和社会影响力。

对于健康相关研究的理解，可以增强研究机构的领导力。不过，通过研究来实现机构使命和社会责任的动机和愿景，更有助于机构领导力的提升。因此，应鼓励研究机构的领导者主动去了解研究伦理和合规标准。他们应具备专业管理技能，特别是在吸引、留住和培养合适的专业人员、促进团队合作以及解决矛盾和冲突方面的能力。同时，尽管尊重科学是重要的,但研究机构的领导者不一定必须是顶尖科学家。

有效的团队合作始于对其成员工作角色的清晰界定,包括明确的汇报关系、协作和责任分配,这些都应该在清晰的组织结构图中加以说明,并在相应的书面工作描述中加以概述。处于产业动态变化的现代组织,如专门的研究机构,可考虑采用"矩阵管理"方法(图2)。其中职能专家可以同时向职能团队负责人以及多个项目组负责人汇报情况,以加强多学科协作所需的开放和高效的跨部门沟通。

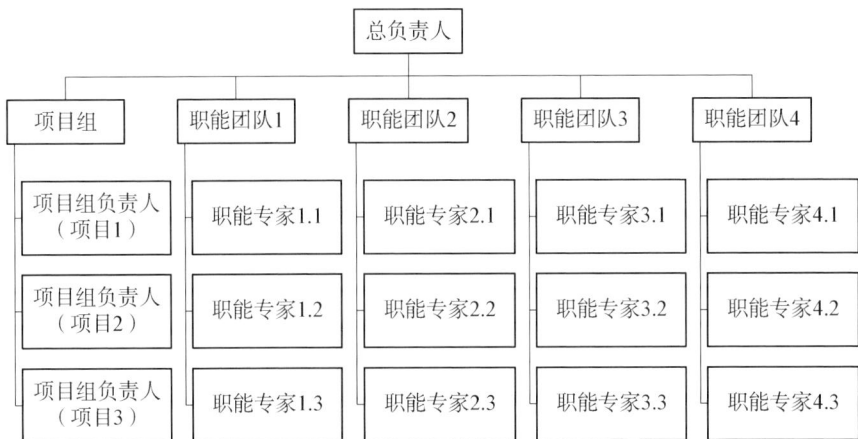

图 2　矩阵管理示例

对于并非以研究作为其核心业务的机构来说,可以采用其他管理架构来支持其相应范围和数量的研究活动,前提是项目组和职能专家之间可以相互协作,以助力实现机构的使命和愿景。

组织文化指的是指导组织成员行为的一套共同的价值和规范。工作场所的伦理文化是可持续发展的组织实现有效管理和团队合作的基础。因此,研究机构应努力建立起伦理文化,并通过制定和实施以下相关行为准则来确保在工作中贯彻落实核心伦理原则:

- 社会价值和社会责任;
- 伦理、法律以及质量方面的合规;
- 透明、诚信以及鼓励举报;
- 所有研究合作者和研究参与者的福祉;

- 在人员配备方面保持包容公正态度,营造恰当的组织文化,并提供必要支持以促进平等机会(包括但不限于尊重文化多样性与多元主义,不歧视少数民族与弱势群体,以及对性骚扰或其他类型骚扰零容忍);
- 在整个研究周期中推动并支持性别包容与平等原则;
- 尊重、保持开放心态,进行坦诚的沟通与合作;
- 持续学习;
- 职业健康与安全。

3 - 知识管理、质量管理和风险管理

研究机构只有通过不断积累知识和经验才能实现其目标,而这需要相当长的时间。这意味着研究机构不但应促进一起工作的员工之间的即时合作,还要推动曾在本机构不同时期工作过的成员之间的跨代合作。因此,强大的知识管理、质量管理和风险管理是确保研究机构可持续发展的关键。

知识管理是以可检索和可用的方式收集、组织和保留信息及知识的过程。良好的知识管理支持员工之间及时、高效地获取、积累、组织、处理、利用并分享专业知识与经验,同时,它也促进研究机构作为"学习型组织"的创新与发展,使其能够持续发展,以满足不断变化的研究需求,并实现长期、可持续性的运作。知识管理可由适应性强的信息技术系统提供支持,但更重要的是,它应该建立在学习文化基础上,其特征是各级人员主动学习、开放交流与分享(包括对经验不足的员工提供指导),以及在健全的质量管理体系支持下的持续改进。

质量是健康相关研究的基石。**质量管理系统**是一个连续的循环(图3),它包括以下 4 个部分。

- **质量规划和标准制定**:确定或界定适用的质量标准,并建立适当的政策和标准操作程序(SOP)(例如,制定机构政策,规定由研究机构任命的研究伦理委员会来负责研究伦理和科学监督)。
- **质量标准的执行**:培训员工和持续监控实施过程(例如,提供有关健康相关研究最新概念和要求的培训)。

- **质量评估**:定期且系统地评估实施过程(例如,建立质量控制机制,并根据需要进行定期质控)。
- **质量改进**:针对发现的质量问题采取纠正措施和预防措施,包括上报给上级管理层和研究伦理委员会,以及调整质量标准和计划以支持持续改进(例如,根据质量问题的性质和影响程度进行分类,并制定相应的纠正与预防措施)。

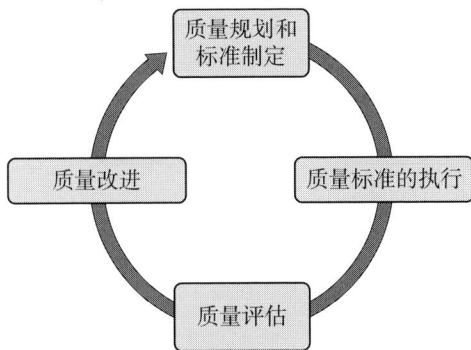

图 3 质量管理循环

　　风险管理:任何旨在持续开展健康相关研究的机构都应建立一套可操作的质量管理体系,以满足其研究需求。健全的质量管理也有助于机构对风险的管理,并实现长期的可持续性发展。

　　研究是一个发现和开发新知识的过程。这不可避免地涉及不确定性,并因此也会带来一定风险。健康相关研究有赖于研究参与者和公众的意愿,涉及(公共的和私人的)稀缺研究资源的利用问题,并须严格遵守相关规定。任何研究机构应至少考虑以下 3 个主要风险范畴:

- **参与者风险**:指保护研究参与者及相关社区权益、安全和福祉方面所存在的风险。
- **合规风险**:伦理、法律和质量合规方面的风险。
- **资源风险**:适当获取和利用研究资源方面所存在的风险。

　　研究机构无须害怕风险,前提是这些风险是已知且可控的。虽然风险可能无法完全消除,但通过采取下表中列出的"6A"风险管理策略,可以有效管理风险(表 1)。

表 1　研究机构"6A"风险管理策略

风险管理策略		风险管理具体措施
示警（**A**lert）	识别风险并与各利益相关方沟通	■ 通过科学和伦理审查来识别潜在风险 ■ 通过知情同意与研究参与者就风险进行沟通
减少（**A**bate）	最大限度地降低风险发生的可能性（概率）	■ 让公众参与研究设计和安排 ■ 通过培训和学习提高研究人员的研究能力 ■ 落实健全的质量管理体系
缓解（**A**lleviate）	最大限度地减轻风险发生的后果（危害）	■ 对研究活动实施持续监督，以便及早发现风险的发生（例如，针对安全风险较高的研究项目设立安全监查委员会） ■ 落实投诉管理机制和应急管理机制，以便及时处理风险事件
分配（**A**ssign）	将风险转移给第三方	■ 通过保险/赔偿将风险转移给承保人/赔偿人 ■ 通过各合作方之间的书面协议合理分散风险
接受（**A**ccept）	接受已识别且可控的风险	■ 配置充足的资金和其他资源，落实恰当的风险管理机制
放弃（**A**bandon）	放弃具有不可接受风险的研究活动	■ 放弃整个研究项目或项目的一部分 ■ 对研究项目进行实质性修改，以使风险达到可接受的水平

4 – 与利益相关者的沟通

健康相关研究是以人为中心的，因为它是由人（如研究人员、研究机构成员和赞助者）开展的，且涉及人（如研究参与者），同时也是为了人（如患者和公众）的福祉。因此，研究机构有责任对其利益相关者（包括公众）负责，并有责任以恰当的方式向他们及时、适当地传达其研究活动、结果和成果。研究机构的主要利益相关者包括（但不限于）：

- 研究参与者；
- 患者团体；
- 公众和媒体；
- 研究伦理委员会和监管机构；
- 专业科学协会/组织/网络；

- 研究项目赞助者;
- 资助机构;
- 研究者、研究人员和支持人员。

沟通不仅仅是披露研究结果。它应被视为研究机构组织战略的一部分,并应带来重要的价值,包括:

- **社会责任和社会影响力**:履行机构在研究透明度和问责方面的社会责任,并传达其社会影响力。
- **公众意识和信任**:提高公众对健康相关研究的意识和信任,以及他们对健康相关研究的支持。
- **以患者/公众为中心**:将研究重点和优先事项与患者/公众的需求保持一致,并通过他们的参与完善研究设计。
- **研究参与者的参与**:让研究参与者积极参与到研究项目和活动中。
- **科学交流**:通过发表和公开披露分享研究方法和结果,以加速科学进展。
- **研究合作**:鼓励研究机构间的研究合作。
- **资金**:吸引研究资金和资源。
- **员工的使命感**:提升员工对机构使命、愿景和价值观的认同感,从而提升机构的绩效、可持续性及长期的成功。

详细建议参见第七章"沟通"。

参考文献

German Research Foundation. Guidelines for Safeguarding Good Research Practice. Code of Conduct. Bonn, 2019. Status: November 2021/revised version 1.1. PDF

International Organization for Standardization (ISO). ISO 31000: 2018. Risk management-Guidelines. International Organization for Standardization. Available from the ISO website

Organisation for Economic Cooperation and Development. Strengthening the Effectiveness and Sustainability of International Research Infrastructures. OECD Science, Technology and Industry Policy Papers, n° 48. Paris, France: OECD; 2017. PDF

第二章

伦理、法律和科学诚信

导言

　　健康相关研究引发广泛的伦理和法律挑战。在本章中，我们将阐述机构有责任营造一种氛围，使人们遵循以下所述的原则。如果国家层面的法律将生物医学研究的范围限定在药物临床试验，那么我们建议开展研究的机构，采用本书中所使用的、更为宽泛的对"健康相关研究"的定义，也是 2013 年《赫尔辛基宣言》、2016 年 WMA《台北宣言：关于健康数据库和生物样本库的伦理考虑》和 CIOMS《涉及人的健康相关研究国际伦理准则（2016 版）》中所使用的定义（参见术语表中"健康相关研究"的定义）。

　　（1）存在与研究参与者保护相关的问题，包括：尊重参与者的自主权和尊严、公平纳入研究人群、保护弱势群体、尊重隐私和保密性、知情同意、风险和受益间的合理平衡、对照选择、研究相关损害的赔偿等。

　　（2）研究人员的权利和科学自由必须得到尊重。这包括获得必要的资源（如充分的工作时间），减少发表和共享研究数据及成果的障碍，免受外部负面压力（如财务、职业和学术压力）的影响等。

　　（3）必须保证研究活动中的科学诚信。这不仅要求管理利益冲突、预防和处理学术不端行为，而且需要营造一种文化，使研究的社会价值得到更多重视并蓬勃发展。

　　（4）无论研究机构的章程如何，也无论研究是否是其职责或核心业务的一部分，研究机构都应对研究参与者和相关人群负责，因为他们的信任对于确保参与和支持研究至关重要、不可或缺。这意味着，研究机构需要

研究机构良好治理实践的国际准则

以透明的、共同创造的方式开展工作,就研究活动和成果进行沟通,从而赢得患者、社区和公众的信任以及社会的认可,以便能够继续开展科学研究。

在许多研究机构中,应对这些复杂的伦理和法律问题的任务,落在了个体研究人员的肩上。然而,研究机构也应承担起责任:①对研究参与者负责,因为他们也是机构的患者或关键的利益相关者;②对研究人员负责,因为他们是机构的员工或服务提供者/顾问。至少,当研究项目出现问题时,机构应对其所承担的责任风险进行仔细评估,以进行妥善管理。

考虑重点及对策

5 - 对研究参与者的责任

研究机构有责任确保研究参与者的权利得到尊重,因为这些机构要么是研究人员的雇主,要么是无外部资助者(资助机构、基金会、行业)情况下的研究赞助者。在大多数国家,机构不得逃避责任。这意味着它们应该对由其员工、在其基础设施内实施的研究,或与其相关的研究落实监督机制,以确保研究人员按照适用的伦理、法律、专业和科学标准行事,并使参与者的福利、权利和尊严得到保障。审查取决于研究活动的性质和强度,以及参与者、社区和整个社会的风险水平。研究活动的强度越大,参与者面临的风险越高,研究机构就越有必要建立相应的机制,以履行其义务,降低风险并处理由研究引发的任何损害后果(见第九章"机构研究监督")。

研究机构应特别注意以下事项:

- 确保参与研究的员工、合作者和合作伙伴(作为研究者或研究团队成员)具备相应标准和法律所要求的教育、培训和专业技能。
- 确保研究人员和研究团队成员在性别上保持平衡,并来自代表研究机构通常所研究人群的多样化族裔群体。
- 为有意义地参与研究项目的整个周期创造条件,同时促进能力建设,并对研究成果的产出做出贡献。研究参与者、患者和当地社区

应全程参与研究过程(从研究规划阶段到研究后的反馈及评估
阶段)。

- 确保研究项目按相关的法律要求,提交给有资质的研究伦理委员
  会(REC)和主管部门进行审查,未经 REC 和主管部门的事先批准
  或给予肯定意见,项目不得启动。为此,建立研究提案的登记系统
  并记录其状态(已提交、已批准、进行中、已结题),并在中央层级跟
  踪项目状态非常重要。

- 当研究机构内部或与其相关的机构存在一个以上 REC 时,须向研
  究人员明确告知,他们应向哪个 REC 提交项目材料,防止任何形
  式的"选择性申报"行为。

- 当法律规定,某一项目除了应由主管的和相关的 REC 审查之外,
  还应接受其他委员会(如生物安全委员会或资源管理委员会)审查
  时,应确保研究人员了解他们的义务,并为他们提供明确的程序
  指导。

- 确保所有必要的合同和协议[如样本转移协议(MTA)、数据传输
  协议(DTA)或知识产权协议(IPA)]均已签署,以保护研究参与者
  以及研究人员和机构的利益。

- 确保包括合同在内的所有文件:
  ○ 符合提供的资料及知情同意书的内容。
  ○ 根据适用法律,为参与者在研究期间的健康需求提供保障[详见
    CIOMS《涉及人的健康相关研究国际伦理准则(2016 版)》中准则
    则 6]。
  ○ 根据适用法律,规定参与者在研究期间遭受损害时获得医疗服
    务和赔偿。
  ○ 不得限制向参与者传达他们感兴趣的新信息。

- 确保研究参与者,包括可能因经济状况、受教育程度、年龄等原因
  而处于弱势地位的健康志愿者,能够在没有不当诱导或压力的情
  况下提供自由、知情的同意。

- 对研究不端行为的投诉进行跟进。

- 确保个人数据和生物材料的处理符合适用原则,包括隐私、保密性

研究机构良好治理实践的国际准则

和全球正义原则。确保机构为研究人员提供实质性支持,以评估所需的数据安全水平,并提供伦理和法律咨询以满足这些要求[参见第四章"健康相关研究中数据和(或)生物材料的收集、存储和使用"]。

6 - 对研究人员和研究团队成员的责任

机构对研究人员和研究团队成员的首要责任是为他们提供必要的支持,以使他们能够履行对研究参与者的责任,并进行高质量的研究。因此,所有旨在尊重研究参与者权利的措施也应被视为对研究人员和研究团队成员的保护和支持。然而,研究人员还需要特定的支持,以保护他们在科学自由和诚信方面的利益。这些责任也体现在 2017 年联合国教科文组织的《关于科学和科学研究人员的建议书》中。

研究机构应特别注意:

- 在谈判和签署研究协议以及研究活动相关的其他合同时,应捍卫科学自由。这包括确保研究人员在尊重参与者权利的同时,对其项目的设计、收集的数据和生物材料、研究的分析和发表拥有控制权。对发表研究结果(基于研究主要和次要结果,无论是积极还是消极的)权利的任何限制都应仔细评估,以确保这种限制是暂时的,并且所有的研究结果都能在合理的时间内发表。

- 在研究的设计、评估、实施以及结果的分析和发表过程中,就可能遇到的伦理或法律问题向研究人员提供资源支持。这可以采取以下形式:提供资金,使他们获得针对具体问题(如法律义务)的法律咨询,或协助其签署与研究项目相关的各类协议,如提供协议模板。

- 当研究人员在资源有限的环境下开展研究合作时,应特别注意,确保当地研究人员享有与来自高收入环境的同事相同的自由和保护。比如,可通过在研究协议和研究资助协议中保障他们的权利来实现这一点。

- 鼓励机构提供研究管理、财务风险管理和预测,以及行政和法律方面的支持。

- 评估研究协议。这至少包括：
  - 就研究人员是否有能力代表机构签署或不签署协议提供建议；
  - 评估这些合同在保护研究参与者以及研究人员和机构的利益方面是否遵守相关法律；
  - 制定协议模板(或采用地方、专业或国家层面的现有模板)，并与在研究活动以及个人数据和生物材料的交换方面有定期合作的机构和利益相关方，签署框架协议。

7 - 促进科学诚信工作的机构文化

在许多科学环境中，仍存在着一种被称为"不发表就出局"的文化。这样的文化给科学诚信带来了压力，并导致科学界大量研究资源的浪费[1]，产生了许多难以复制且几乎没有任何社会价值的研究结果(参见第三章"科学标准")。在这种"不发表就出局"的文化氛围中，学术不端行为的可能性增加了，并带来了有害的后果。

现在出现了一种反向运动，它以"开放科学""负责任的研究和参与""转型中的科学"等为主题，更加注重研究的质量、实用性和社会价值，而较少关注期刊的高影响因子和引用指数。值得注意的是，"开放科学"不仅指在开放获取期刊上发表论文，也意味着所有利益相关方在研究各阶段的积极参与(即"向社会开放")[2]。

科学文化的另一个方面则以等级制度为中心，其不仅体现在不同身份的个人(如患者、研究人员)之间，也体现在不同学科之间。虽然清晰的沟通渠道有利于研究项目的高效开展(见第一章"研究机构管理")，但必须强调的是，过于严格的等级制度可能会营造一种氛围，导致利益冲突的滋生及学术不端行为的发生。对于研究人员而言，以"他人可能是正确的"为出发点开展工作至关重要；要允许提出反对意见；要认识

---

1   参阅 2014 年《柳叶刀》上发表的五篇论文，即系列报道《研究：增加价值，减少浪费》。网址：https://www.thelancet.com/series/research。
2   《开放科学联合呼吁》于 2020 年 10 月由 WHO、UNESCO 和联合国人权事务高级专员公署首次发布。网址：https://www.unesco.org/en/articles/joint-appeal-open-science。

到当前的主流范式可能存在问题，而新的创造性想法有助于推动领域向前发展。因此，在研究机构中营造一种恰当的氛围至关重要，这样科学创造力才能蓬勃发展。这种创造力还应通过个人之间及学科之间既合作又独立的恰当平衡来促成。

在不确定的时代，科学知识是希望的源泉，也是争议的焦点。它需要公众的信任，也需要地方、国家和国际科学界的信任。研究机构应该维护和培养这种信任，因为当信任受到质疑或丧失时，它们将直接受到影响，而一旦出现了这样的情形，也会波及对更大范围科学事业的信任。无论是研究人员还是研究机构，一旦违背科学诚信，都可能损害研究参与者的福祉、权利和尊严，也会影响研究机构在研究领域之外履行其使命的能力。因此，研究人员须遵守出版伦理，例如遵从作者署名要求，承认发表所有研究结果（包括负面结果）的重要性，以避免研究浪费。这些在 2013 年《赫尔辛基宣言》第 36 条和 CIOMS《涉及人的健康相关研究国际伦理准则（2016 版）》准则 24 中均有体现。根据 CIOMS《涉及人的健康相关研究国际伦理准则（2016 版）》准则 25，为了管理利益冲突，研究机构、研究人员和研究伦理委员会应采取以下步骤：

- 研究机构应制定并实施相关政策和程序，以减少利益冲突，并对其员工进行有关此类冲突的教育。
- 研究人员应确保提交给研究伦理委员会的材料中包含可能影响研究的利益披露。
- 研究伦理委员会应根据已披露的利益对每项研究进行评估，并确保在发生利益冲突时采取适当的缓解措施。
- 研究伦理委员会应要求其成员向委员会披露自身利益，并在出现利益冲突时采取适当的缓解措施。

研究机构应特别注意：

- 建立内部程序或指南，以应对研究诚信问题，包括利益冲突和学术不端行为（如捏造、篡改、剽窃和欺骗等），并通过健全的举报人管理系统来支持和保护举报人。
- 确保从本科教育机构开始，为所有可能参与研究活动的人员（包括研究伦理委员会成员）提供相关问题的培训机会（参见联合国教科文组织 2017 年《关于科学和科学研究人员的建议书》)。

- 遵守反腐败法律。
- 为研究人员提供必要的法律支持,特别是针对与外部合作伙伴开展的研究。

8 – 负责任、透明和参与

研究机构有赖于潜在参与者和公众来开展研究活动。这需要高度的信任,而这种信任只能通过以负责和透明的方式行事来获得,这包括所有利益相关方(特别是研究参与者、患者和公众)在一定程度上的参与。

研究机构应特别注意:

- 确保研究活动被纳入年度报告,并接受机构的主管部门/单位/委员会和公众的质询。
- 向临床试验注册中心或类似的研究注册机构(如适用)报告,和(或)在机构网站(如有)公开信息,以便研究信息也能在 WHO 国际临床试验注册平台(ICTRP)上获取[1]。
- 制定程序,使患者、研究参与者和公众能够参与研究优先事项的确定,以及研究策略或研究项目的起草。
- 如有可能,将患者、研究参与者或其代表纳入机构的部门/单位/委员会,并赋予他们决策权。

参考文献

Council for International Organizations of Medical Sciences (CIOMS). International ethical guidelines for health-related research involving humans. 2016. doi:10.56759/rgxl7405

Council for International Organizations of Medical Sciences (CIOMS). Clinical research in resource-limited settings. 2021. doi:10.56759/cyqe7288

Council of Europe (COE). Recommendation CM/Rec(2016)6 of the Committee of Ministers to member States on research on biological materials of human origin. 2016. (Adopted by the Committee of Ministers on 11 May 2016 at the 1256th

---

1 https://www.who.int/clinical-trials-registry-platform

研究机构良好治理实践的国际准则

meeting of the Ministers' Deputies）. Available from the COE website

European Federation of Academies of Sciences and Humanities（ALLEA）. The European Code of Conduct for Research Integrity. 2023 Revised Edition. doi：10.26356/ECOC

International Council for Harmonisation of Technical Requirements for Pharmaceuticals for Human Use (ICH). Guideline for Good Clinical Practice E6(R2). 2016. PDF

International Organization for Standardization （ISO）. ISO 37002：2021. Whistleblowing management systems—Guidelines. 2021. Available from the ISO website

The TRUST Code—A Global Code of Conduct for Equitable Research Partnerships. 2018. doi：10.48508/GCC/2018.05

UNESCO, Universal Declaration on Bioethics and Human Rights. 2005. Available from the UNESDOC Digital Library

UNESCO. Recommendation on science and scientific researchers. 2017. Available from the UNESDOC Digital Library

World Health Organization. Standards and operational guidance for ethics review of health-related research with human participants. 2011. Available from the WHO website

World Health Organization. Global guidance framework for the responsible use of the life sciences： mitigating biorisks and governing dual-use research. 2022. Available from the WHO website

World Health Organization. WHO tool for benchmarking ethics oversight of health-related research involving human participants. 2023. CC BY‐NC‐SA 3.0 IGO. Available from the WHO website

World Medical Association. WMA Declaration of Helsinki—ethical principles for medical research involving human subjects. 2013. Available on the WMA website

World Medical Association. WMA Declaration of Taipei on ethical considerations regarding health databases and biobanks. 2016. Available on the WMA website

相关国家法律，尤其涵盖以下领域：

- 反腐败法
- 生物样本库法
- 生物安全防疫法
- 合同法
- 数据安全法

研究机构良好治理实践的国际准则

- 教育和研究法

- 人体研究法

- 人权法

- 知识产权法（著作权、专利等）

- 劳动法（保护研究者作为劳动者/员工的权益保护）

- 责任法

- 患者权益法

- 公共卫生法

- 科学诚信规范（如利益冲突、学术不端行为）

- 治疗产品法（如药品、医疗器械、人体细胞、组织和器官等）

研究机构良好治理实践的国际准则

第三章

科学标准

背景和原则

　　健康相关研究的主要目标是了解人类健康和福祉，探究疾病的成因、发展和影响，并确定或改进预防、诊断和治疗的干预措施，以维持或恢复健康并提高生活质量。**健康相关研究有许多有用的方法**，包括临床试验、观察性研究、自然史研究、流行病学研究、社会科学研究，以及使用现有人类生物材料和数据所开展的研究。无论采用何种方法，涉及人类参与者的研究可以基于定量方法、定性方法或两者的结合。对于所有的研究方法，无论对研究参与者的预期风险如何，**科学依据和方法严谨性都被视为不可或缺的伦理和科学要求**。在研究目标、设计和方法上注重科学质量、严谨性和可行性至关重要，以确保数据的有用性和质量、避免浪费，并在保护参与者权利、安全和福祉的同时，合理地要求他们参与研究。

　　人们越来越意识到，如果在研究设计中没有纳入自然性别（sex）和社会性别（gender）差异，在分析中没有专门考虑自然性别和（或）社会性别的影响，或者在结果中没有报告参与者的自然性别或社会性别，那么研究就会产生"盲目的知识"。这会降低研究的可重复性，导致资源浪费，错失创新机会，带来伤害，同时也会加剧健康不平等。研究机构有责任确保研究人员在整个研究过程中（包括从研究的酝酿、设计到研究结果发布）都**充分考虑和关注自然性别和社会性别**。这里所说的自然性别（sex）指的是男性和女性在生物学和生理学上的不同特征，如生殖器官、染色体、激素等；而社会性别（gender）指的是女性、男性和性别多样化人群被社会建构的角色、行为、表达和身份，这些因素会对健康相关行为、风险暴露或医疗服务的获取产生影响。考虑自然性别和社会性别,并不仅仅指将男性和女性纳入试验,还需要收集并报告按性别分类的数据,并进行基于自然性别和社会性别的有意义的分析,包括研究中特定的交叉因素,如阶级、年龄和种族。实际上,如今越来越多的医学期刊和资助机构都要求采用社会性别敏感的方法和(或)社会性别平等的研究计划。

为了尽可能**避免研究浪费**,改进健康相关研究的工作流程至关重要。"研究浪费"一词可以被定义为不恰当的研究设计或实施,或不适当的研究结果分析、解释或传播,导致研究成果无法使用或无法带来社会效益。无论是哪种情形的"研究浪费",都无法促进对科学的认知,或为投入的资源提供社会回报。如果在开展健康相关研究之前对现有证据进行系统性评估,这种浪费是有可能避免的。此外,机构应鼓励其研究人员在开展健康相关研究时,更致力于产出具有社会价值的可重复性结果,而不是通过高影响因子或论文引用指数来提高个人知名度。

科研质量和诚信很大程度上是研究人员的责任。不过,**开展研究的机构有责任确保其研究人员和研究团队获得恰当的指导、培训和支持以开展高质量的研究**,并对科学性和研究计划进行充分的审查和监督。为了履行这些义务,机构应确保其研究中所采用的科学方法和科学标准的质量、完整性和严谨性。凡缺乏科学依据且无法实现既定目标的研究则被认为不合乎伦理。

考虑重点及对策

9 – 了解并协调拟开展和正在进行的研究

高质量的研究需要知识和技能、规划、协调、细心关注和资源支持。机构应重视研究价值、研究设计和实施的细节,以及成功完成研究的可行性,这对于保护研究参与者、产出有用且可靠的知识,以及遵守法规、高效利用机构和研究资源至关重要。

研究机构应特别注意以下几个方面:
- 为研究人员确定适用的政策和指南,或在必要时制定政策并采纳相关指南,使其了解保护人类参与者的要求、数据共享、机构的使命和研究范围、可用的支持资源,以及研究提案的审查和批准程序。

- 确保遵守与人类研究和个人信息保护相关的法律法规和机构政策。

- 指派负责人,或在必要时设立中央办公室,以确保了解机构内正在进行的研究,并确保这些研究符合高质量标准,且与机构政策保持一致。

- 确保机构政策具有包容性,注重消除招聘和晋升中的偏见,并对性别问题保持敏感。

- 确保机构内所有相关服务部门和委员会在性别上保持平衡,并能代表正在进行研究的人群。

- 确保研究人员充分了解机构的使命和研究范围、可用的支持资源,以及研究提案的审查和批准程序。

- 以提供服务为主要职能的机构应明确其研究目标和方法,考虑其对所服务人群的法律和社会责任以及其能力,以确保在现有基础设施和人力资源条件下符合健康研究的质量标准。

- 根据研究活动的强度,为研究人员和机构的研究协调人员(或实体)之间的互动制定和实施标准操作程序(SOPs)。SOPs 应明确研究人员(包括研究团队成员)在其研究提案的规划和审查期间应遵守的事项,以及研究获批后的实施和开展阶段应遵循的要求。

- 确保研究计划是可行的,且研究机构和研究人员拥有履行研究义务所必要的资源,如保留源文件和监管文件以备可能的检查,或者如有必要,在研究结束后重新联系参与者。

- 确保机构内的数据收集是标准化的,并遵循第四章"健康相关研究中数据和(或)生物材料的收集、存储和使用"中所述的 ALCOA＋原则。

- 评估并缓解将机构的人力或物力资源从医疗健康活动转向研究活动所带来的潜在影响。

10 – 科学价值和恰当的研究计划

健康相关研究的目标是生成有关健康、疾病的可推广或可转化的知识。这适用于定量研究、定性研究以及混合方法研究。恰当而严谨的研究设计，以及审慎的研究实施，有助于保护研究参与者的安全，并得出可靠的证据。

一份严谨的研究提案需要对特定科学领域及相关研究有深入了解，明确使用特定方法来回答研究问题的原因，并关注该方法的可行性。书面的研究提案或研究方案应描述研究的合理性、目标、设计、方法学、统计学考虑、研究组织、研究团队的资质以及其他信息，以确保研究参与者的安全，并保证所收集数据的质量和完整性。

研究机构应特别注意以下事项：

- 确保书面研究提案或方案清晰、简洁，其内容应包括研究的合理性、目标、结果、方法学、统计学考虑、研究组织及其他信息。
- 考虑采用标准的研究方案撰写模板，可基于现有的特定国家模板或特定研究主题模板。尽管由于各种原因，具体研究提案的组成部分可能与模板有所不同，但每份研究提案都应明确说明研究的问题是什么、为什么重要、如何改进现有知识，以及如何利用设计、方法和流程来回答问题并确定主要研究结果。
- 尽管国际人用药品注册技术协调会（ICH）发布的 ICH GCP 针对的是药物干预试验，但在适用的情况下，其他健康相关研究也可考虑遵循 ICH GCP，以向公众保证研究参与者的权利、安全和福祉可得到保护。
- 确保研究设计与公认的科学原则一致，可恰当地回答研究的问题，并且在伦理上是可接受的。同时，还应有一个可行且明确的计划，说明如何以科学合理的方式收集、分析和报告数据。
- 确保研究提案关注自然性别和社会性别，并涵盖种族、民族、年龄和其他相关变量。
- 确保在数据收集和分析过程中考虑到自然性别和社会性别因素，且样本量足以支持基于自然性别和社会性别因素及其他相关变量的数据分类分析；若无法做到，则需提供合理说明。

- 确保研究是可行的，且机构拥有必要的资源和基础设施，以成功完成拟开展的研究，并尽可能避免研究浪费。
- 如与研究相关，考虑落实《研究中的自然性别和社会性别平等》（SAGER）指南。
- 考虑让研究参与者或其代表和（或）医疗使用者参与研究设计过程（即患者和公众的参与及积极介入，PPIE），以避免研究人员的设想与患者和当地社区的需求不匹配，并提升研究的社会价值。

11 - 科学严谨性：审查和培训

规划和实施高质量的健康相关研究，需要对研究主题有全面和最新的了解，并且在科学方法论、统计学、生命伦理或研究伦理、质量管理以及适用于人类研究的法律法规、患者权利和个人信息保护等方面具备专业知识（表2）。

表2　研究机构确保科学标准的检查清单

基础设施	专业知识和培训
■ 协调指定的机构研究官员或设立研究办公室 ■ 为参与研究（支持）活动的研究人员和其他工作人员制定机构政策和标准操作程序（SOPs）	■ 提供方法论、研究设计、统计学等方面的专业知识 ■ 对研究人员和研究团队以及参与研究（支持）的关键人员进行培训
工具	审查和监督
■ 书面研究提案/方案的标准模板	■ 对研究设计和实施的严谨性进行科学及伦理审查 ■ 制定数据监查计划

机构应提供并支持有关审查、评估和监督健康相关研究的机制。这样的机制对确保科学质量、减少可能的偏见与浪费、符合伦理标准、遵守法律法规、保护研究参与者和其他利益相关方以及维护公众信任至关重要。尽管某些国家的法律允许有例外情况，但按照伦理准则与法规，健康相关研究开始之前，必须经过研究伦理委员会（REC）审查。此外，

还须对拟开展研究的科学质量进行评估,因为"糟糕的科学就是糟糕的伦理",而且会浪费资源。从这个角度来看,健康相关的定性研究需要根据其自身的科学标准(例如"可信度",而非有效性和准确性)来进行评估。

研究机构应特别注意以下事项:

- 确保对拟实施的研究设计和计划的科学性和科学严谨性进行适当的审查。科学审查应由主管的或适当组建的 REC 进行。或者,建议由科学审查委员会或指定的个人、同行评审小组或其他机制进行独立的科学审查,且审查人员应具备评估所提出的科学问题和研究方法的专业知识。
- 确保研究者和研究团队成员具有特定学科和研究领域的相应知识和技能,以实施拟开展的研究。知识和技能不仅包括科学与专业领域的,也包括恰当且严谨的研究方法学。
- 考虑提供(或推荐)适用于人类研究的伦理标准、良好实践以及地方和国际法规的初级和持续培训;根据需要进行定量和定性研究中科学方法学和生物统计学的培训,以及科学写作方面的培训。
- 尽可能提供人力资源支持,如方法学专家、统计学家、研究协调员,以及其他对机构内特定研究有丰富经验的人员,他们可以为研究人员和研究团队提供支持,或成为研究团队的一部分。
- 营造致力于负责任科学行为的文化(参见第二章第 7 点关于"科学诚信"的内容)。
- 建立一个机制,以便监测整个研究过程中的数据,并关注研究参与者的福祉(参见第九章"机构研究监督")。

参考文献

Agency for Healthcare Research and Quality (AARQ). Essentials of the Research Plan. Webpage, accessed 12 October 2023.

[ALCOA+ principles:] Rattan AK. Data Integrity: History, Issues, and remediation of Issues. PDA J Pharm Sci Technol. 72(2):105 – 116, 2018. doi:10.5731/pdajpst. 2017.007765

研究机构良好治理实践的国际准则

Building back better: towards a gender-responsive international instrument for pandemic prevention, preparedness, and response, Consensus Statement. 2020. Webpage, accessed 12 October 2023.

Canadian Institutes of Health Research. How to integrate sex and gender into research. Webpage, accessed 12 October 2023.

Chalmers I, Bracken MB, Djulbegovic B, et al. How to increase value and reduce waste when research priorities are set. Lancet. 2014;383(9912):156-165. doi:10.1016/S0140-6736(13)62229-1

Council for International Organizations of Medical Sciences (CIOMS). International ethical guidelines for health-related research involving humans. 2016. doi:10.56759/rgxl7405

Council for International Organizations of Medical Sciences (CIOMS). Clinical research in resource-limited settings. 2021. doi:10.56759/cyqe7288

Council in Health Research for Development (CoHRED). Fair Research Contracting. Where there is no lawyer: Guidance for fairer contract negotiation in collaborative research partnerships. COHRED 2013. PDF

Council of Europe (COE). Sex and Gender: definitions, Council of Europe. Webpage, accessed 12 October 2023.

European Association of Science Editors (EASE), Sex and Gender Equity in Research (SAGER) Guidelines. 2022. PDF

Glasziou, P. & Chalmers, I. Research waste is still a scandal—an essay by Paul Glasziou and Iain Chalmers. BMJ 363, k4645(2018). doi:10.1136/bmj.k4645

Good Clinical Practice Network. 8. Essential documents for the conduct of a clinical trial: ICH E6(R2) Good clinical practice. Webpage, accessed 12 October 2023.

Good Clinical Trials Collaborative. Guidance for Good Randomized Clinical Trials. May 2022. PDF

Hanson CS, Ju A, Tong A. Appraisal of qualitative studies. In: Pranee Liamputtong (ed.), Handbook of Research Methods in Health Social Sciences. Springer Singapore, 2019. doi:10.1007/978-981-10-5251-4_119

International Council for Harmonisation of Technical Requirements for Pharmaceuticals for Human Use (ICH). Guideline for Good Clinical Practice E6(R2). 2016. PDF

National Institutes of Health (NIH). Protocol templates for Clinical Trials. Webpage, accessed 12 October 2023.

U.S. Department of Health and Human Services (DHHS). Guidance Portal. Clinical trials eprotocol/template tool. HHS-0925-2018-F-8086, issued 11 January 2018. Available from the DHHS website

U. S. Food and Drug Administration (FDA). Understanding Sex Differences at FDA. Webpage, content current as of 04/12/2019.

World Medical Association. WMA Declaration of Helsinki—ethical principles for medical research involving human subjects. 2013. Available on the WMA website

World Medical Association. WMA Declaration of Taipei on ethical considerations regarding health databases and biobanks. 2016. Available on the WMA website

研究机构良好治理实践的国际准则

第四章

健康相关研究中数据和（或）生物材料的收集、储存和使用

背景和原则

数据和生物材料的收集是健康相关研究的重要工具，有助于更好地了解疾病、病症、健康状况、健康行为以及影响它们的各因素间的关系。

本准则涵盖了数据和（或）生物材料的收集，包括未存储但直接用于特定研究项目的数据和材料，以及涉及二次使用的数据和生物样本库。准则也涵盖了所有类型的数据和生物样本库，包括临床及研究数据和生物样本库。这一方法与 CIOMS《涉及人的健康相关研究国际伦理准则（2016 版）》和 2016 年 WMA《台北宣言：关于健康数据库和生物样本库的伦理考虑》中所采用的一致。

请注意，**数据和生物材料的"使用"一词涵盖了收集、分析、存储、运输、存档、共享、导出、报告和销毁等环节。**

正如 CIOMS《涉及人的健康相关研究国际伦理准则（2016 版）》中准则 11 所述，"在收集和保存数据和生物材料时，机构须建立起一套治理系统，以获取这些数据和生物材料在研究中及未来使用的授权。研究者不得损害数据及材料来源的个体的权利和福祉。"

作为通行规则，适当的治理和良好的监管应保护个人的权利和权益，并促进包括数据完整性在内的高质量研究。治理机制应是全面的，并与研究机构的研究活动范围和强度相匹配。这些治理措施有助于履行对健康相关研究的参与者、研究人员、主管部门和其他利益相关方的承诺，并增强研究的可信度。在数据和生物样本收集和使用的整个生命周期中，实施或建立的任何活动、操作或程序，都应符合国内和国际相应的伦理与

专业标准及法律要求,遵循透明、负责任和利益相关者参与的原则。

　　机构会出于不同目的收集数据和(或)生物材料,包括常规诊断、临床活动和研究,但数据收集比生物材料收集更为普遍。机构必须遵守数据保护原则,并确保数据的完整性、质量、隐私和安全性。在处理生物材料时,还须特别注意生物安全和生物安保的要求,这可能涉及重大的责任和义务。

　　在健康相关研究中,数据处理要求满足两个要素。首先,机构应提供足够的**支持和工具来记录源数据**。的确,原始医疗记录或患者档案[和(或)原始记录的核准复印件]是记录研究中部分或全部相关数据的首要来源,代表研究的源文件和源数据(例如,根据 ICH GCP 中 1.51 和 1.52 对临床研究的要求)。其次,健康相关研究中的**数据流**,即将源数据转录到研究数据库及其后续分析的过程,应按照适用的质量和监管标准精心规划,并确保数据的完整性、质量、隐私和安全性。高质量的数据[包括源数据、研究数据以及数据库和(或)生物样本库中收集的数据]是研究项目结果有效性的关键条件。

　　为了符合良好数据处理的标准,强烈建议机构配备一些开展健康相关研究的基础工具,比如临床研究信息系统(CRIS)。

考虑重点及对策

12 - 对研究参与者的责任

　　同意为健康相关研究提供数据和生物材料的研究参与者,其权益在项目或数据收集和(再)使用的整个生命周期中,都须得到保护。首先从广泛的知情同意着手,同时采取保密措施。然而,仅凭这些机制不足以保护研究参与者的权利,还须落实其他透明的措施和程序。个人的参与取决于他们对机构的信任,因此,应尽可能把研究参与者纳入制定和执行治理程序的过程中(参见 2016 年 WMA《台北宣言:关于健康数据库和生物样本库的伦理考虑》第 20 段)。在收集、使用或再次使用数据和材料期间,应持续检查广泛知情同意的状态(同意、不同意或撤销)以及协议条款。

　　研究机构应特别注意以下几点:

- 信息和同意书：知情同意可以是特定的、针对已知的项目，也可以是广泛的、为了计划进一步使用数据或生物材料。两种形式的模板都应提供。对于具备法定行为能力或无行为能力的成人以及儿童，应分别提供信息和同意书。对于旨在存储数据和生物材料以供未来使用的生物样本库和数据库而言，广泛的知情同意可能是一个良好的解决方案。更多有关知情同意的要求，请参见 2016 年 WMA《台北宣言：关于健康数据库和生物样本库的伦理考虑》（第 11～16 段）和 CIOMS《涉及人的健康相关研究国际伦理准则（2016 版）》（准则 11 和 12 的评述）。

- 确保设立撤回同意的程序（联系方式、联系人、联系地点）及后果。应明确规定在撤回同意后数据和生物材料的处理方式［去标识化、编码、匿名化和（或）销毁］。

- 确保为儿童和青少年设立相关程序，使其在达到法定成年年龄时能够自行给予或撤回知情同意。

- 确保随时间推移对同意决定（同意、不同意、撤回）进行跟踪，以确保如果参与者拒绝或决定撤回其同意，所收集的数据和生物材料不会用于研究目的。

- 确保制定通用程序，以便在必要时重新联系参与者。

- 确保研究人员意识到并特别关注，在研究项目的各个方面，纳入性别多样化人群、少数族群及其他弱势群体。

- 确保参与者数据和生物材料的保密性。关于数据，请参见下文第 16 点中的图 5 "数据生命周期"。样本的编码应有规则，只有少数有资格的人员能将编码与来源者姓名关联起来（即有权访问密钥）。团队成员各自的角色和职责、特权和访问权限，应被明确界定并记录。关于保密性的进一步要求，请参见 2016 年 WMA《台北宣言：关于健康数据库和生物样本库的伦理考虑》（第 10 和 21 段）以及 CIOMS《涉及人的健康相关研究国际伦理准则（2016 版）》（准则 11 和 12 的评述）。

- 确保设立程序，向研究参与者和公众通报正在进行的研究及研究成果。这种沟通可通过常规的沟通渠道（如机构的公共网站）进行,和(或)纳入向公众公开的年度报告。

- 确保设立相应的程序,用于返回研究结果、披露主动和被动的(偶然)发现。应该特别注意对研究参与者健康状况有影响的结果。该程序应说明哪些发现将传达给研究参与者、如何传达以及由谁传达,但研究参与者可能会拒绝获知这些结果。同时,还须考虑到在研究开展时尚未成年、之后达到法定成年年龄的儿童,他们重新考虑同意的权利必须得到落实。关于返回结果和披露(非)主动发现的进一步要求,请参阅 CIOMS《涉及人的健康相关研究国际伦理准则(2016 版)》(准则 11 和准则 12 的评述)。

13 - 数据和生物材料的获取和传输

使用存储的数据和生物材料,首先意味着研究人员应能够获取它们。获取和转移的规则应落实到位,明确何人可以何种方式请求获取数据和生物材料,同时还须遵守知情同意的限制,以及 2018 年《TRUST 准则:实现公平研究合作的全球行为准则》中的公平原则(第 1~7 条)。

研究机构应特别注意以下几点:

- 确保有明确的数据和(或)生物材料的转移规则。研究用的数据和生物材料的转移,应使用法律协议,如样本转移协议(MTA)和(或)数据传输协议(DTA)。此类协议也可纳入研究方案中。这可以使研究机构和研究人员能够更好地保护参与者的权利,并履行其在知情同意书中所作的承诺。如有需要,应向研究人员提供这些文件的模板。研究机构应提供指导和(或)指定专家,来支持研究人员根据其研究环境对模板作相应的调整。
- 提供关于与不同类型的用户(例如同一机构内或其他机构的研究人员,或来自学术界、商界或政府机构的人员)共享收集的数据和(或)生物材料规则的指南。
- 确保设立相应的程序,以处理访问存储数据和(或)生物材料的请求。如有需要,可以设立资源管理委员会来管理这些请求。该委员会可以在共享资源之前评估项目的科学相关性,并检查项目是否得到相关研究伦理委员会(REC)的授权。资源管理委员会应包

研究机构良好治理实践的国际准则

括代表不同群体的成员，如机构管理层（部门或机构层面）、研究人员、医疗专业人员，以及代表研究参与者和为生物库样本或数据库做出贡献的社区人员。如果数据和生物材料来自多个国家的参与者，这些国家的代表也可以纳入委员会。

14 - 生物样本库和数据库管理

建立生物样本库和数据库的最低要求包括：指定负责其管理的人员，编制概述其结构和活动的文件，以及具备实现其目标所需的资源。资源包括资金、合格的工作人员、基础设施、包含患者和公众参与（PPI）条款的治理框架、设备等，所有这些均须有长期规划。机构有责任支持研究人员规范其活动，并协助资源分配，确保研究人员拥有足够的资源。只有满足了上述最低要求并落实了恰当的治理措施，生物样本库和数据库才有资格成为规范化的研究组织。

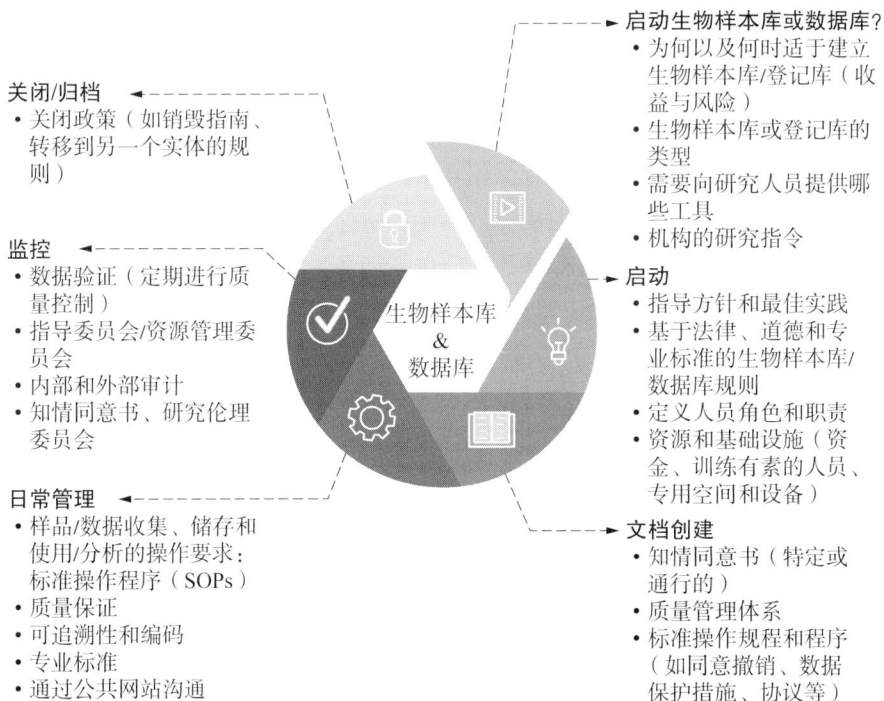

关闭/归档
• 关闭政策（如销毁指南、转移到另一个实体的规则）

监控
• 数据验证（定期进行质量控制）
• 指导委员会/资源管理委员会
• 内部和外部审计
• 知情同意书、研究伦理委员会

日常管理
• 样品/数据收集、储存和使用/分析的操作要求：标准操作程序（SOPs）
• 质量保证
• 可追溯性和编码
• 专业标准
• 通过公共网站沟通

启动生物样本库或数据库？
• 为何以及何时适于建立生物样本库/登记库（收益与风险）
• 生物样本库或登记库的类型
• 需要向研究人员提供哪些工具
• 机构的研究指令

启动
• 指导方针和最佳实践
• 基于法律、道德和专业标准的生物样本库/数据库规则
• 定义人员角色和职责
• 资源和基础设施（资金、训练有素的人员、专用空间和设备）

文档创建
• 知情同意书（特定或通行的）
• 质量管理体系
• 标准操作规程和程序（如同意撤销、数据保护措施、协议等）

图 4　生物样本库和数据库

研究机构应特别注意以下几点：

- 确保研究人员能够获得该领域可用的指南和最佳实践（例如本书参考文献中所列出的）。了解相关标准可能是规范化生物样本库或数据库类型的第一步，比如通过 ISO 或其他组织获得生物样本库认证。

- 根据适用规则提供或确定一套用于描述生物样本库或数据库及其程序、架构和规则的文件模板（即"章程"），参见 2016 年 WMA《台北宣言：关于健康数据库和生物样本库的伦理考虑》（第 21 段）和CIOMS《涉及人的健康相关研究国际伦理准则（2016 版）》（准则 11 和 12 的评述）。该章程应包括对生物样本库和（或）数据库的描述，并呈现治理机制。应提供可用的指南，以支持研究人员根据生物样本库或数据库的具体情形对模板进行调整。机构应考虑聘请内部专职专家提供建议和支持，以确保章程中描述的信息符合实际做法，其中描述的架构实际到位，且规则和程序与日常管理相符。

- 确保指定相应的人员负责生物样本库或数据库，并明确其角色和职责。

- 根据患者和公众的参与及积极介入（PPIE）原则，为参与者及其社区或他们的代表提供机会，参与生物样本库或数据库的组织架构和（或）治理文件的起草/修订，包括但不限于知情同意书。

- 确保有充足的资金、人力和物力资源：首先需明确生物样本库或数据库的目标，并确定实现这些目标所需的资源。然后，有必要确定机构或研究人员目前可用的资源，并在可用资源与计划目标之间找到平衡。需要考虑的资源应包括资金支持（如清晰、透明的财务理念），合格的工作人员（即充足的具备适当资质并受过培训的人员），基础设施/设备，以及用于购置和维护设备及场所的程序。

- 确保制定相应的程序，以处理生物样本库和数据库的运作结束和所有权的变更。

15 - 收集、存储和使用数据和生物材料的操作要求

操作措施必须确保数据和生物材料在整个收集、存储和使用过程中

的质量、安全性、完整性和隐私性。为此，应建立可追溯性系统，并为研究人员提供基本的质量管理体系（基本质量文件）。可追溯性对于保障研究参与者行使某些权利（如撤回同意及其后果）也至关重要。有关数据的具体要求，请参见图5"数据生命周期"。

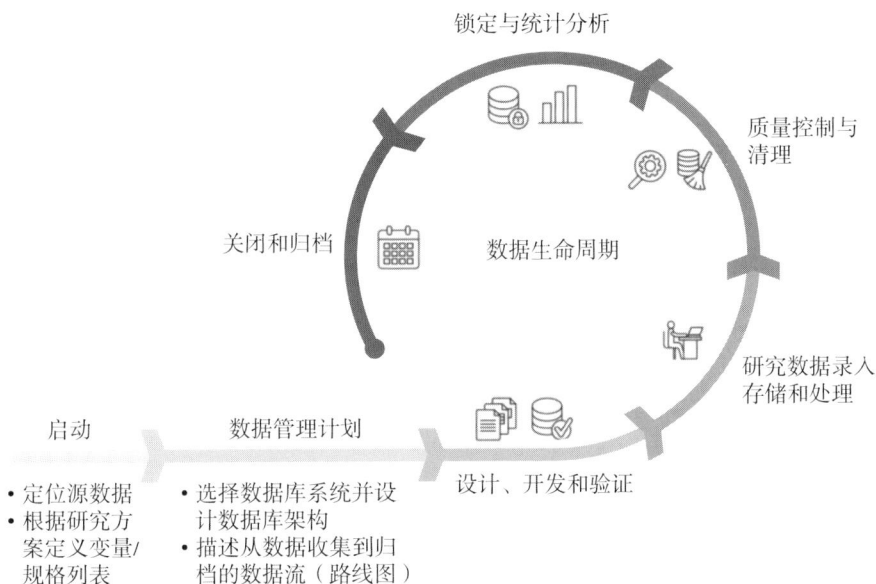

锁定与统计分析

质量控制与清理

关闭和归档　数据生命周期

研究数据录入存储和处理

启动　数据管理计划

设计、开发和验证

• 定位源数据
• 根据研究方案定义变量/规格列表

• 选择数据库系统并设计数据库架构
• 描述从数据收集到归档的数据流（路线图）

图 5　数据生命周期

研究机构应特别注意以下几点：

• 确保源数据和研究数据［电子和（或）纸质］的收集遵循 ALCOA＋原则，即：数据应该具备可追溯性、易读性、实时性、原始性、准确性、完整性、一致性、耐久性和可获取性。

• 确保标准操作程序（SOP）的可用性和可操作性，详细描述技术和（或）管理活动如何开展，包括开展活动的内容、人员、地点及方式等。

对于生物样本库而言，应特别注意：

• 确保生物样本库的设施和设备与其总体使命/目标保持一致。特别是，生物样本库必须为工作人员和储存的生物材料提供安全空间，并实行访问控制。

- 确保落实与实验室工作相关的生物安全措施的政策。

- 确保落实样本进、出生物样本库/生物储存库相关的运输政策。

- 确保建立适当的记录和（或）实验室信息管理系统（LIMS）或其他包含所有相关信息（如生物材料提供者的性别）的系统（另见第三章中的"背景和原则"），以便追踪生物材料从采集到存储、检索和返回的整个过程。

- 确保落实有关生物材料处置和销毁的医疗废弃物处理程序。

16 - 数据生命周期

数据管理或数据生命周期是指按照监管标准收集、清理和管理数据的过程。数据管理流程的主要目标是确保数据的准确性、完整性、质量、隐私性和安全性。机构应为研究人员提供能够支持数据生命周期所有阶段的工具，以提高原始数据收集的质量，同时简化研究流程并助力数据质量控制。

研究机构应特别注意以下几点：

- 制定文件模板［如数据管理计划（DMP）］，说明在数据收集的准备和记录过程中（如在电子数据库中）应遵循的程序。该文件应描述从收集到归档的所有数据处理步骤，如图5"数据生命周期"所示。

- 确保机构用于支持研究、临床和研究数据库及生物样本库的数据库系统，其设计可防止数据收集、修改、维护、存档、检索或传输过程中出现错误。如果因任何原因无法使用机构内的电子数据库，则必须详细记录数据流程。

- 确保提供简化版的指南和（或）配备专职的专家，在数据库设计、开发和验证的不同阶段，对研究人员予以指导。

- 确保研究数据以易于频繁备份的方式存储。原则上，纸质文件应在扫描后以电子方式存储和归档；它们可以与其他研究文件一同备份，也可单独备份。一个有序的纸质文档集合可能比服务器上杂乱无章的目录更有效，并可用于所有类型的研究。

- 确保提供物理上安全且实行访问控制的房间，供研究人员存档所有研究纸质文件；同时，在安全服务器上设有充足的、专用的电子

研究机构良好治理实践的国际准则

空间，以存档所有电子研究数据。

- 数据库服务器应该采取物理安全措施，并实行访问控制。直接访问数据库服务器的权限，应仅限于负责系统监控和数据备份的人员。
- 确保机构制定了通过电子或手动方式执行质量控制和数据清洗的流程（参见第九章"机构研究监督"）。
- 确保机构制定了相关流程，按照"科学数据管理和监督的 FAIR 指导原则"和（或）"开放科学"（参见第 7 点中的脚注 2），在适用的情况下，于数据发表后公开数据库，以供社会重复使用。

参考文献

［ALCOA＋ principles：］Rattan AK. Data Integrity：History, Issues, and remediation of Issues. PDA J Pharm Sci Technol. 72（2）：105 – 116, 2018. doi：10.5731/pdajpst. 2017.007765

Council for International Organizations of Medical Sciences （CIOMS）. International ethical guidelines for health-related research involving humans. 2016. doi：10.56759/ rgxl7405

Council for International Organizations of Medical Sciences （CIOMS）. Clinical research in resource-limited settings. 2021. doi：10.56759/cyqe7288

Council of Europe （COE）. Recommendation CM/Rec（2016）6 of the Committee of Ministers to member States on research on biological materials of human origin. 2016. （Adopted by the Committee of Ministers on 11 May 2016 at the 1256th meeting of the Ministers' Deputies）. Available from the COE website

EMA. Clinical Trials Information system （CTIS）—Technical requirements for optimal use. EMA/121913/2022—version 1.00, 22 February 2022. PDF

International Agency for research on Cancer （IARC）, Common minimum technical standards and protocols for biobanks dedicated to cancer research, 2017. PDF

International Council for Harmonisation of Technical Requirements for Pharmaceuticals for Human Use （ICH）. Guideline for Good Clinical Practice E6（R2）. 2016. PDF

International Organization for Standardization （ISO）. ISO 20387：2018. Biotechnology—Biobanking—General requirements for biobanking. Available from ISO website

International Society for Biological and Environmental Repositories (ISBER), Best Practices: Recommendations for Repositories, Fourth Edition 2018. Available from the ISBR website

U. S. Code of Federal Regulations, Title 21, Part 11(21. CFR. 11). Available on the FDA website, content current as of 7 June 2023.

U. S. Food and Drug Administration (FDA). Data Management Plan. FDA Form 4070 (10/19). PDF

UNESCO International Bioethics Committee. Report on big data and health. 2017. Available from the UNESDOC Digital Library

Wilkinson MD, Dumontier M, Jan Aalbersberg I, et al. Addendum: The FAIR Guiding Principles for scientific data management and stewardship. Sci Data. 2019;6 (1):6. doi:10.1038/s41597-019-0009-6

World Health Organization. Good Clinical Laboratory Practice (GCLP). 2009. Available from the WHO website

World Health Organization. Guideline on data integrity. Annex 4. In: WHO Technical Report Series 1033,2021. Available from the WHO website

World Health Organization. WHO good manufacturing practices for investigational products. Annex 7. In: WHO Technical Report Series 1044,2022. Available from the WHO website

World Medical Association. WMA Declaration of Helsinki—ethical principles for medical research involving human subjects. 2013. Available on the WMA website

World Medical Association. WMA Declaration of Taipei on ethical considerations regarding health databases and biobanks. 2016. Available on the WMA website

第五章

财务管理和预算

背景和原则

在健康相关研究的讨论中,多聚焦研究伦理、研究参与者保护、监管和法律合规、管理、数据披露和文章发表等领域,但对预算和财务管理的关注相对较少。这可能是因为参与不同类型健康相关研究的研究机构和研究团队的财务目标、资金来源、资金结构和财务管理制度的广泛多样性,导致难以推荐适用于所有研究机构的通用预算结构和财务管理制度。

追求质量需要成本,但低质量可能给研究机构带来更高的代价。不恰当或低效的财务规划和管理可能会危及研究机构及其研究项目的管理。这可能妨碍机构的成功和可持续性,影响研究项目的质量,甚至会损害其核心使命以及研究参与者和公众的利益。

在认识到各研究机构在财务目标、制度和实践存在多样性的前提下,本章概述了研究机构应考虑的财务管理中的 4 个关键领域:

- 机构资源规划。
- 项目预算。
- 财务管理。
- 财务合规。

考虑重点及对策

17 - 机构资源规划

为研究机构建立良好的治理规范是一项重要且长期的承诺,这需要:

- 初始设立阶段的投资；
- 分配资源以支持机构的持续运营；
- 为单个研究项目提供资源。

人力、设施和设备是任何研究机构都需要的重要资源，但可持续的机构需要的远不止这些。根据研究的目标范围和规模，研究机构可能有其特定的成本结构，因此成本项目也有所不同。表3列出了常见的成本类型和成本项目。

表3 研究机构常见的成本类型和成本项目

成本类型	初始设置成本	经常性开支	项目成本
成本分类：	------------------------------------成本项示例------------------------------------		
设施和设备			
空间、装置及配件	■ 装修、家具	■ 维修与维护	■ 项目专用的设施
设备	■ 办公室设备、研究设备	■ 维修与维护	■ 项目专用的设备
人员			
薪资和福利		■ 管理人员、研究/技术人员、支持人员	■ 项目制人员
培训和发展		■ 培训课程、研讨会、会议	■ 项目专用的培训及会议
信息技术(IT)			
硬件	■ 服务器、计算机、手持设备及配件	■ 维修及维护	■ 项目专用的硬件
软件订阅	■ 软件许可订阅	■ 软件许可续订	■ 项目专用的软件订阅及续订
应用开发	■ 定制应用开发	■ 应用维护、调试与升级	■ 项目专用的应用开发与维护
IT服务		■ 数据托管、云端服务、信息安全服务	■ 项目专用的IT服务
合规及风险管理			
许可证	■ 初始许可申请	■ 许可证续期	■ 项目专用许可证/许可

研究机构良好治理实践的国际准则

成本类型	初始设置成本	经常性开支	项目成本
认证	■ 初始认证申请	■ 参与认证计划	■ 项目专用的认证申请与维护
商业保险		■ 医疗事故、职业责任、公共责任、财产风险	■ 项目专用保险
运营开支			
水电费		■ 电费、燃气费、水费	■ 项目消耗
消耗品		■ 办公室消耗品、研究消耗品	■ 项目专用消耗品
通信、邮资及快递		■ 电话/传真、国际快递	■ 与合作方及研究参与者沟通
交通及住宿		■ 本地交通、国外出差	■ 参与项目会议
沟通、公众参与和营销		■ 沟通/营销材料、公众参与/营销活动、新闻通讯、网站、社交媒体	■ 项目推广、研究志愿者招募、医学写作、文章发表
外包服务		■ 家政服务、仓储	■ 项目专用服务

通常情况下，单个研究项目应由项目专用资源进行资助，如研究基金和行业赞助。研究人员应展现其在满足科学、社会和公共卫生需求方面的价值，争取所需的基金/资助。然而，研究机构的人力、设施和系统基础设施的建设和维护，应通过表4列出的经常性收入流和替代性收入流的组合来提供资金支持。

表4　研究机构可获得的经常性收入流和替代性收入流示例

经常性收入流	替代性收入流
■ 研究机构的常规资金 ■ 研究机构的常规业务收入 ■ 研究项目产生的间接费用（也称管理费用）	■ 非经常性的政府资金 ■ 慈善资金 ■ 捐赠 ■ 专项拨款 ■ 研究机构的储备资金

研究机构迈向良好治理实践的初始阶段，可根据其类型和规模，通过一次性替代资源筹措资金。而持续的维护和运营则需依靠经常性收入流来提供资金，以确保长期的可持续性。专门型研究机构通常会参与多个研究项目，可通过收取间接费用（也称管理费用）产生足够的收入流，以覆盖相关的间接预算。然而，非专门型研究机构可能缺乏稳定且足够数量的研究项目来实现可持续的收入水平。因此，机构管理层需承诺从机构的经常性预算中持续分配充足的资金。需要注意的是，承诺以经常性收入流给予支持并不一定意味着长期分配大量预算。研究项目较少的研究机构可以通过仅覆盖基本成本（如最少的员工和设施成本）的小额预算轻松启动其研究计划。当研究活动开始增多时，间接（管理）费用的贡献也将相应增加，并逐渐成为支持研究机构持续运营的主要资金来源。

18 - 项目预算

大多数研究机构，特别是公立机构或慈善机构，并不旨在从其研究项目中获利。然而，他们应遵循**成本回收**的原则，以确保有足够的资源可让其项目遵照所有伦理、法律和质量标准进行。

不同的资助机构可能对预算结构和呈现方式有不同的要求，而不同的研究机构也可能有不同的财务管理制度。本节主要从 3 个关键角度为研究机构及其研究人员提供准备研究预算提案的一般指导：①直接和间接成本；②预算结构；③付款条件和时间表。

直接和间接成本：项目预算通常包括直接成本和间接成本。直接成本是由项目活动直接产生的费用，而间接成本并非直接由项目产生，而是分摊自机构的一般管理开销，如办公设施和行政费用。表 5 列举了一些例子。

表 5   研究项目的直接和间接成本示例

成本类型	直接成本	间接成本
人员成本	■ 受聘于研究项目的研究人员的薪资 ■ 现有研究人员的人力成本分摊	■ 一般行政人员的薪资

研究机构良好治理实践的国际准则

（续表）

成本类型	直接成本	间接成本
设备与物资	■ 项目专用设备 ■ 项目专用软件 ■ 研究评估工具的许可证 ■ 项目专用消耗品（如实验室、药物等）	■ 通用软件的许可费用 ■ 通用设备的维护费用 ■ 研究机构通用办公室的租金
数据传送	■ 为满足研究项目需求而专门设置的广域网（WAN）	

　　由于很难将间接成本客观地分摊至单个项目，研究机构通常会采用标准管理费用率（如直接成本的 15％～30％）进行预算编制和管理，以简化流程。研究机构应根据其资金结构，设定一个合理的管理费用率，以符合成本回收原则，同时分配足够的资源以覆盖项目的直接成本。

　　预算结构：虽然各资助机构可能会对预算结构有特定的要求，但预算估算原则仍然适用（表 6）。例如，政府资助机构要求的预算结构可能采用模块化概念，即以每个活动领域（如方案制定、统计分析）的总额形式呈现预算。然而，对于商业驱动的研究，赞助方通常要求以预算表格的形式，按以下 3 个主要类别详细列出分项成本：

表6　预算结构分类及相应的研究成本项示例

预算结构分类	成本项示例
固定成本	专业赔偿与保险、研究伦理委员会费用、参与者招募、监管提交费用、药房设置成本、实验室检测设置成本、药物成本
每位参与者的成本	每位参与者在整个研究期间每次研究访视中执行研究程序的成本（每次访视成本）的总和 研究程序成本项目示例：进行知情同意、核查合格标准、进行体格检查、数据收集、进行内部质控、药物分发、参与者津贴
单项成本	仅在需要时进行的实验室检测或影像学检查

- 固定成本（即项目启动而产生的基本成本，与项目中实际招募的研究参与者数量或开展的研究活动并不相关）；

研究机构良好治理实践的国际准则

- 每位参与者的成本(即因每位参与者参与研究而产生的成本);
- 单项成本(即仅在进行某项特定活动时产生的成本)。

付款条款和时间表:除了预算总额之外,**现金流**也非常重要。尽管预算结构存在差异,但研究机构应注意付款条件和时间表,以确保在不同研究阶段获得足够的资金来支付相关费用。例如,如果预算中的首笔款项只有在招募到 100 名志愿者后才会支付给研究机构,那么在招募完成之前,机构和研究人员很可能没有足够的资源来启动项目并开展工作,最终可能导致项目失败。因此,强烈建议在项目期间密切监测项目进度,并定期(如按季度)处理付款事宜。

19 – 财务管理

研究人员是健康和科学领域的专家,但在财务和会计方面可能未必熟练。然而,不论所获得的资金性质如何,从研究项目开始到结束,妥善管理财务交易、维护财务记录对确保财务合规性及促进财务审计均至关重要。研究机构应通过以下方式协助研究人员管理财务交易、维护会计记录和编制财务报表:

- 通过机构的研究管理办公室或财务部门为研究人员提供日常咨询服务。
- 定期组织关于财务管理与合规的培训研讨会。
- 制定健康相关研究特定的财务报表模板,以供研究人员参考。
- 支持内部和外部财务审计。

专门从事研究且拥有大量、持续研究项目的机构,可以考虑成立一个中心研究办公室,与研究人员合力承担上述财务管理职责。

20 – 财务合规

在健康相关研究项目中,无论资金来自公共还是私人资源,财务合规性都至关重要。研究机构尤其应建立适当的指导和机制,以避免利益冲突、贿赂和腐败行为。

在不影响其他章节讨论利益冲突声明重要性的前提下,强烈建议研究机构和研究人员从财务管理的角度采取以下措施,以避免任何实际或潜在的利益冲突：

- **透明度**：研究预算和财务报表应公开，接受内部质量管理部门和监管机构的独立审计和检查。
- **文档记录**：预算应以表格形式整理，列出详细的成本项目和明细，以确保没有隐藏成本。在可能的情况下，采购记录应显示从不同供应商处收集了至少两份报价，以避免采购偏颇。

研究机构应确保其研究人员遵守所有适用的本地和国际反贿赂与反腐败的法律法规，如美国《反海外腐败法》（FCPA）或英国《反贿赂法》（UK Bribery Act）。

当研究项目由第三方支持时，研究预算必须根据研究方案中定义的实际程序和要求进行编制，而不应考虑任何其他商业关系。此外，建议研究预算应按照"公平市场价值"的原则编制，这可以通过记录的市场信息和各研究项目之间的一致性来证明。如果项目由多方资助，则必须避免对相同成本项的重复预算。如果资助机构与研究机构之间签署了协议，则应明确规定资助机构在协议项下的所有款项仅支付给研究机构，而不应直接支付给研究人员或任何个人，以避免任何行贿的可能性或嫌疑。

参考文献

African Academy of Sciences. Good Financial Grant Practice (GFGP) Standard (ARS 1651:2018). Webpage

American Institutes for Research. AIR Code of Conduct. Arlington, VA, 2022. PDF

Cornell University. Research Services. Direct and Indirect Cost Examples. Webpage, accessed 12 October 2023.

Estonian Code of Conduct for Research Integrity (revised reprint). Tartu, Estonia: University of Tartu Centre for Ethics; 2023. Available from University of Tartu eetikaweb (website on ethics).

German Research Foundation. Guidelines for Safeguarding Good Research Practice. Code of Conduct. Bonn, 2019. Status: November 2021/revised version 1.1. PDF

Organisation for Economic Cooperation and Development. Strengthening the Effectiveness and Sustainability of International Research Infrastructures. OECD Science, Technology and Industry Policy Papers, n° 48. Paris, France: OECD;

2017. PDF

United Kingdom. Bribery Act 2010. Chapter 23. PDF

United States. Foreign Corrupt Practices Act of 1977. PDF

World Health Organization: Code of Conduct for Responsible Research. 2017. PDF

Yau H, Wong C. Clinical Research. Management and Compliance at Study Sites. (2nd ed.) Hong Kong: Hospital Authority; 2015. PDF

研究机构良好治理实践的国际准则

第六章

合　作

背景和原则

　　如第一章所述,研究机构和其他组织一样,都是为了特定的社会目的而存在。随着健康科学的迅速发展,全球对多样性(无论是社会经济、种族、文化、性别或其他方面)的认识在日益提高,对伦理、监管和质量的要求也更加严格,健康相关研究正变得更具挑战性。这样的挑战,对于那些在其核心使命之外开展研究的组织,如非政府组织和国际组织,可能更严峻。在这样的背景之下,研究机构可能会遇到一些限制其独立实现研究目标的制约因素。因此,研究机构之间和(或)与其他伙伴间的合作应被视为一种机会,以帮助克服这些制约因素。

　　合作,是指双方或多方在共同商定的范围内协同努力,以实现特定目标,从而带来共同利益或成果。合作可以针对特定项目或活动(如研究项目、联合研究研讨会等),也可以是出于某个战略目的、覆盖一定范围或一系列的项目或活动(例如,围绕某一学科、由若干研究项目组成的研究计划,或涉及人员交流和安置的长期研究人员发展计划等)。成功的合作,除了实现既定的合作目标外,还可以通过以下方式为相关机构、研究人员以及整个研究共同体带来短期、中期和长期的利益:

- 支持研究机构完成组织使命;
- 支持新研究的开发和研究技能、能力的提升;
- 支持科研机构基础设施和技能的升级;
- 建立和(或)支持研究人员之间的长期合作;
- 鼓励和促进良好研究和治理实践的交流;

- 为目标相近的机构建立更广的合作网络；
- 促进地方、国家和(或)国际层面研究环境的持续改善。

在健康相关研究领域，合作通常由具有共同研究兴趣的研究人员推动。研究机构应根据其研究范围和使命，为其研究人员提供必要和适当的支持，并对相关合作项目和研究活动进行良好治理，这一点至关重要。

合作本身并不是目的，但可以促进研究机构及其研究人员实现研究目标。为了达成**有意义且公平**的合作，为所有合作方创造价值，强烈建议研究机构和研究人员在合作开始前做好以下工作：

- 在政策、资源、人员和基础设施等方面为合作做好准备。
- 确定合适的合作者。
- 制定合作计划并明确执行方式。
- 在合作协议(或类似文件)中规定双方同意的条款和条件。

同时也强烈建议研究机构在整个合作期间持续监督研究活动(参见第九章"机构研究监督")，在合作结束时评估直接结果，并且(如适用)在合作正式结束后的规定时间内评估长期结果。

考虑重点及对策

21 – 确定合适的合作者

确定合适的、志同道合的合作者是成功合作的先决条件。研究机构可根据研究主题和具体情境，与以下团体和实体展开合作：

- 其他公立或私立健康研究机构；
- 非健康研究机构(例如，经济学和其他社会科学领域的机构)；
- 实业/商业公司；
- 患者、家属、护理人员、患者组织、患者代表及有实际经历的个人；
- 专业协会；
- 政府机构；
- 国际组织；
- 非政府组织或慈善组织；

- 专门机构（如诊断参考实验室）；
- 资助机构。

合作者之间的稳固合作建立在三个基本要素之上：

- 共同的研究兴趣；
- 共同的价值观和合作目标；
- 支撑合作的互补特质/要素。

没有两个研究机构是完全相同的，但是为了开展合作，双方必须拥有共同的研究兴趣、共同的价值观和共同的目标。此外，合作双方，无论在专业知识、能力、财务资源、人力资源、设施、时间、监管环境、接触研究人群的机会，还是在当地文化等其他方面，最好也具有互补的特质或要素，以弥补另一方合作者的局限性和（或）增强合作的协同产出。

例如，某个城市的大学流行病学家、大学社会科学家、患者组织和养老院，可能都对探索传染病在老年人口中的传播模式感兴趣，并且也有一个共同的目标，即希望通过循证方法来预防疾病在封闭的护理场所传播，从而保护老年人的健康。基于上述共同的目标，他们可以利用各自的互补优势，共同组织一项关于该课题的合作研究项目。在这个项目框架内，大学流行病学家、公众和社会科学家可提供研究人员和（研究）专业知识，养老院则可发挥其在老年护理方面的专业知识，并为研究提供设施和潜在的研究参与者。

尽管研究机构种类繁多，但正如健康研究发展理事会（COHRED）所倡导的，应特别关注来自不同学科的机构和合作者之间的公平合作原则，该原则包括以下 3 个方面：

- **机会的公平**，指为合作做贡献的机会公平（例如界定合作范围、目标、方法、管理机制、角色、融资及合同安排等）。
- **程序的公平**，指合作过程中的公平管理和运作（例如，数据的使用和所有权、生物材料的转移和未来使用、集中式与分散式流程等）。
- **利益/成果与成本/责任共享的公平分配**，指在研究机构和研究人员层面，公平分享与各方投入和贡献相对应的合作利益/成果（如署名政策、知识产权、技术转让、培训机会等），并承担与各方责任相对应的成本/责任（如保险、赔偿等）。

研究机构良好治理实践的国际准则

22 - 合作计划和协同执行

不同的研究机构可能有不同的做法,并遵循适用其自身活动范围的标准。为确保合作各方朝着共同目标努力并取得预期成果,应共同制定合作计划、明确执行方案。

合作计划通常包括但不限于以下几个基本组成部分:

- **合作背景**,详细说明合作的目标、理由、安排、可交付成果和预期成果(如是合作研究项目,还应包括研究方案);
- **职责分配计划**,确认每个合作方的授权角色和职责所在;
- **时间计划**,确定重大事项和预估的时间表;
- **财务计划**,列明预算、资金来源和现金流(参见第五章"财务管理和预算");
- **合规、质量管理和风险管理计划**,列出应遵循的伦理、监管和质量标准(参见第二章"伦理、法律和科研诚信"),列出用于监查合规情况须采取的措施(参见第九章"机构研究监督"),以及列出防范和控制风险所应采取的措施(参见第一章"研究机构管理")。

需要注意的是,尽管计划的具体制定取决于待开展的研究类型,但这5个组成部分适用于所有研究学科。例如,用于监控合规性的具体措施在临床试验、流行病学研究、药物经济学研究和行为研究中有所不同,但监控合规性本身在所有这些研究中都同样重要。

合作计划的**有效实施**有赖于合作各方的共同努力。因此,建议研究机构和研究人员关注以下方面:

- **治理**:共同建立并授权一个指导委员会(或类似机构)对合作进行治理,明确其职责范围并保留关键决策记录;
- **责任共担**:公平分配各合作方的责任,特别注意避免权力的不对称;
- **项目团队委派**:任命代表(如项目经理、协调员、数据管理员、现场数据收集员等),由他们代表合作方执行沟通、管理和操作任务;
- **沟通和执行**:明确沟通方式(例如通过定期会议、进度报告),并协调执行任务的实际安排(例如数据的收集、分析、解读、存储、访问、

研究机构良好治理实践的国际准则

传输、发布和传播等），确保沟通顺畅与计划落地。

23 - 合作协议

为确保合作对所有合作方完全透明，避免误解和纠纷，强烈建议参与合作的各研究机构在合作协议（或类似文件）中明确规定合作的详细条款和条件（特别是各方的权利、责任和义务）。协议条款和条件应体现以下核心原则：

- **公平合作关系**，如上文第 21 点所述；
- **伦理和法律合规**，所有合作方在执行合作任务时，均有责任遵守相应的伦理和法律要求；
- **透明和负责任**，任何健康相关研究，不论研究学科和背景如何，均应公开披露合作活动及其必要的、预期的结果。

在这方面，建议特别注意协议的合同条款，特别是关于：

- 适用的国家及国际的伦理和法律标准；
- 数据和样本的权利和所有权；
- 知识产权和所有权；
- 发表和公开披露结果；
- 数据保护；
- 终止权；
- 责任、赔偿和保险。

最后，重要的是及时让所有相关人员（熟悉合作事宜的法律专业人士、研究人员和管理人员）参与协议的制定，并在适用的情况下由研究合作办公室/部门提供支持。这样做可确保所有法律、科学和操作角度的因素都得到充分考虑，从而保证协议切实可行。协议将以各合作机构的名义签署，并由其授权的代表执行，以确保可执行性。负责的研究人员和（或）关键人员可能还需要对协议进行书面确认，以表明他们理解并同意协议条款。

需要说明的是，合作协议的存在，并不意味着不需要其他特定合同或协议（如样本转移协议、数据传输协议等）。

参考文献

COPE, DOAJ, OASPA, WAME. Principles of Transparency and Best Practices in Scholarly Publishing. Version: 4 September 2022. Licence: CC BY - NC - ND 4.0. doi:10.24318/cope.2019.1.12

Council for International Organizations of Medical Sciences (CIOMS). International ethical guidelines for health-related research involving humans. 2016. doi:10.56759/rgxl7405

Council for International Organizations of Medical Sciences (CIOMS). Clinical research in resource-limited settings. 2021. doi:10.56759/cyqe7288

Council for International Organizations of Medical Sciences (CIOMS). Patient involvement in the development, regulation and safe use of medicines. 2022. doi:10.56759/iiew8982

Council on Health Research for Development (COHRED) Research Fairness Initiative. Webpage, accessed 12 October 2023.

European Federation of Academies of Sciences and Humanities (ALLEA). The European Code of Conduct for Research Integrity. 2023 Revised Edition. doi:10.26356/ECOC

International Committee of Medical Journal Editors (ICMJE) Defining the Role of Authors and Contributors. Webpage, accessed 12 October 2023.

The TRUST Code—A Global Code of Conduct for Equitable Research Partnerships. 2018. doi:10.48508/GCC/2018.05

Wilkinson MD, Dumontier M, Jan Aalbersberg I, et al. Addendum: The FAIR Guiding Principlesfor scientific data management and stewardship. Sci Data. 2019;6 (1):6. doi:10.1038/s41597 - 019 - 0009 - 6

World Medical Association. WMA Declaration of Helsinki—ethical principles for medical research involving human subjects. 2013. Available on the WMA website

World Medical Association. WMA Declaration of Taipei on ethical considerations regarding health databases and biobanks. 2016. Available on the WMA website

研究机构良好治理实践的国际准则

第七章

沟　　通

背景和原则

如前几章所述,每个研究机构都有其特定的使命和社会目标。随着健康科学的飞速发展、科学界内外沟通方式的多样化,以及社会对负责任和透明度的意识不断增强,研究机构和研究者在研究项目及研究成果的沟通交流上也面临越来越多的挑战。不过,透明的沟通对于加强内部及外部的问责十分重要,也有助于实现健康相关研究的社会和科学价值。

建议制定多层次的沟通计划:

- 内部沟通,在研究组织或联盟内进行(参见第一章"研究机构管理")。
- 外部沟通,面向科学界的同行、研究监督机构(参见第二章"伦理、法律和科学诚信")、研究团体、主流媒体和社交媒体、卫生系统的政策制定者。

精心设计的内部沟通计划应确保组织和研究联盟中的每个人,包括公众和患者,都能清晰、便捷地获取政策、程序、决策等信息。此外,它还应有助于营造透明、相互学习和信任的氛围,并促进研究政策和实践的持续改进。

为了实现有效的内部沟通,研究机构应在项目层面(即就特定研究项目的计划、政策和成果进行沟通)和更广泛的机构层面(即就管理研究和研究支持活动的科学、伦理、法律政策和法规方面进行沟通)同时采取行动。

精心设计的外部沟通计划应支持组织和个人遵守研究伦理和诚信原

则。此外,它还应有助于为机构及研究者个人树立良好的科学声誉,并促进地方、国家和(或)国际研究环境的持续改善。

为了实现有效的外部沟通,建议研究机构应在项目层面和机构层面都采取行动。在项目层面,最好制定具体的沟通计划,明确由谁发起沟通并负责后续的跟进,沟通哪些信息,和谁沟通(如科学界、政策制定者、普通公众),如何沟通(即使用何种沟通工具或方式),以及何时沟通(如在研究开始前、进行中或完成后的具体时间点)。在机构层面(参见第一章"研究机构管理"),应制定相应的政策,使研究人员在沟通中贯彻透明度和科学诚信。比如,机构应该就准确、全面地沟通研究结果(无论结果是积极、消极还是不确定)提供指导,以遏制仅关注文献计量指标的"不发表就出局"的机构文化(参见第二章"伦理、法律和科学诚信")。

考虑重点及对策

24 - 内部沟通

研究机构或联盟的内部沟通对于培育循证和合乎伦理的研究氛围十分重要,它也有助于确保研究标准、提高其成员的参与度。内部沟通计划对于参与联盟的患者和公众代表至关重要,可以确保他们对合作有明确的期待,并受到尊重。机构或联盟可考虑委派某个部门或团队(如传播部门或专员、研究办公室),通过合适渠道协调内部沟通工作,具体包括(但不限于)以下内容:机构研究政策和指南的发布、研究项目进展及结果的通报,以及回应研究人员的咨询等。事实证明,设立内联网页可使利益相关方便捷访问研究政策、流程和法规、参考指南以及组织架构等信息,是十分有效的内部沟通渠道。此外,也可考虑采用定期简报、包含新政策或流程信息的内部电子邮件、针对共同关注话题的内部研讨会,以及其他各类会议等。

对于特定的研究项目,内部沟通通常由首席研究员主导,并可由被委派的团队成员(如研究协调员)协同进行。有效的方法包括定期和临时的项目进展会议、研讨会和更新报告。项目进度、资金使用情况、质量和合

研究机构良好治理实践的国际准则

规性问题以及具体面临的挑战,往往是共同关注的焦点。

在所有情况下,内部沟通应以互动而非单向的方式进行设计并实施,应规划相应的空间和沟通方式,以倾听员工和研究参与者的经验和关注,并据此采取行动。

25 – 外部沟通

制定和定期修订外部沟通计划的责任,通常取决于研究项目或计划的规模和管理方式(如研究项目是单中心还是多国合作的,是涉及单一机构还是研究联盟等)。例如,它可以由首席研究员(PI)、研究协调员、指导委员会或其他人员承担。

一旦沟通计划确定并达成书面共识,各项任务的执行需分配给研究团队中的相关职能人员。例如,首席研究员(PI)和(或)指导委员会可能负责主导与科学界(见下文 A 点)和政策制定者(E 点)的沟通,而研究协调员和现场研究人员可能主要负责与研究社区的沟通(C 点)。如果可能,与主流媒体和社交媒体的沟通(D 点)最好由专业传播人士主导。大型研究机构通常设有传播部门或单位,而小型研究机构在可能的情况下可以选择征求传播专家的建议。

A. 与科学界同行的沟通

正如 CIOMS《涉及人的健康相关研究国际伦理准则(2016 版)》(准则24)所述,"公共问责对于实现健康相关研究的社会和科学价值十分必要。因此,研究人员、资助方……有义务遵守公认的研究及其结果的发表伦理。研究人员应提前注册其研究,及时发表研究结果,并分享这些结果所基于的数据。所有研究的负面、不确定以及正面结果,都应发表或以其他方式公开。"因此,沟通计划须对以下方面做出规定:

- 在研究方案注册方面,应将其注册在世界卫生组织(WHO)国际临床试验注册平台(ICTRP)认可的注册结构中。这仅适用于符合国际医学期刊编辑委员会(ICEMJE)政策的临床试验和其他前瞻性人体研究。

- 对于去标识化的研究数据和样本的共享,应制定明确的标准和模式。通常应将其纳入机构通行的数据和样本共享政策的框架中

（参见第三章"科学标准"）。

- 对于研究成果（包括适用的中期结果），可通过学术会议的展示、预印本（如有）、同行评审期刊上的发表和（或）开放的临床研究注册平台进行传播。建议在学术会议发言和预印本发表后，尽快向有同行评审的期刊提交论文。对于同行评审的出版物，应优先选择开放获取的期刊，并注意避免那些以营销为主、同行评审质量低下的"掠夺性期刊"。

B. **与研究监督机构的沟通**

任何健康相关研究项目，都至少由一个研究伦理委员会（REC）或机构审查委员会（IRB）进行监督。此外，某些类型的研究，也可能受到其他团体和机构的监督，如监管机构、国家公共卫生研究院或其他机构（参见第二章"伦理、法律和科学诚信"）。

虽然通常由首席研究员（PI）或指定的研究协调员负责主动和被动地与这些机构沟通，但研究机构也有责任营造一种机构文化，以便其研究人员和员工认识到与这些机构进行及时、透明沟通的重要性。无论是针对计划内的任务（如提交初始方案和修正案、发送年度报告等），还是计划外的任务（如及时沟通可能影响研究项目可行性、可接受性或结果的任何事件或状况），都需要这样的沟通。

C. **与研究团体的沟通**

2021 年 CIOMS《资源有限环境下的临床研究》的共识报告指出，有必要制定正式的计划，以持续、有意义的方式与研究参与者及其社区进行沟通。CIOMS《涉及人的健康相关研究国际伦理准则（2016 版）》中准则 24 的评注也指出，"研究人员还必须向普通公众传达他们的工作成果。理想状态是，研究人员应采取措施，促进和加强公众讨论。研究所产生的知识，应该通过在科学期刊发表或其他渠道，让开展研究的社区能够获取。"因此，沟通计划应描述如何以通俗易懂的语言，持续地向社区传达研究计划、工具、实施过程和结果，并与之进行讨论。

沟通计划最好应包含以下具体内容：谁将负责此项任务；将在当地接触哪些利益相关方（如患者协会、地方社团、社区意见领袖、社区咨询委员会等）；通过何种方式传递信息并组织讨论（如通过结构化会议、邮件、当地媒体等);以及如何将科学内容转化成大众语言。还有一点也很重要，应在预算中专门划出款项，用于开展与相关社区互动所需的活动。

D. 与主流媒体和社交媒体的沟通

研究机构或联盟可以决定使用通用的和(或)特定的研究网站，持续地向公众通报特定研究项目的相关信息。他们可以通过新闻报道的方式，快速地向公众通报某项研究的启动、研究过程中的阶段性成果，或是关键研究成果。新闻报道通常根据机构的性质和使命，由传播或公共关系专家起草。然而，为了遵循透明、负责任和诚实的原则，强烈建议科学家(首席研究员和其他关键研究人员)仔细审查新闻稿内容的准确性，并应迅速公开包括完整的研究方案、分析计划和详细结果在内的其他关键信息。

研究工作或研究成果的信息都可能被主流媒体和社交媒体获取。这些媒体有助于信息的进一步传播，但也存在研究结果的性质或意义被误解或夸大的风险。因此，针对那些可能引发媒体关注的研究项目，强烈建议沟通计划详细说明通过媒体传播研究计划的细节、实施过程和结果，即谁将负责这项工作[如由首席研究员(PI)负责，再由宣传部门或人员(如有)协助];优先针对哪些主流媒体和(或)社交媒体;通过何种方式传递内容(如专用网站、新闻报道、社交媒体推送等);以及在专项预算中需为相关活动提供的资金额度。由于科研人员通常未接受过传播方面的培训，建议在研究团队中指定一名或多名经过培训的发言人负责与媒体沟通。

E. 与卫生系统政策制定者的沟通

卫生系统的政策制定者，包括但不限于卫生部门、国家监管机构、医疗保险机构、赔偿委员会、制定标准诊疗指南的部门等，他们高度依赖研究成果，以将其转化为政策和实践。他们所做的决定，与临床诊疗建议、健康和社会政策或资源分配等息息相关，并最终促进个人及公众健康水平的提升。因此，建议沟通计划详细说明如何就研究计划、挑战和结果，与相关政策制定者进行实际沟通。这个计划应具体包括:谁来负责这项工作，需对接的地方、国家或国际层面的利益相关方有哪些，通过何种方式传递信息并组织讨论(如通过政策简报、结构化会议、共享去标识化的关键信息)，以及在专项预算内需预留多少资金额度。

26 - 机构政策

如果能将上述各项沟通工作纳入明确的机构政策和实践框架中,那么在项目层面计划和实施这些工作将更为高效。理想的机构政策应包括(但不限于)以下要素:

- 有认可的方法学、伦理和诚信的准则;
- 有与研究团体和卫生系统政策制定者沟通的标准操作程序或类似的指导原则;
- 对初级职员、初级研究人员、硕士生和博士生等进行科研诚信培训(参见第八章"教育与学习");
- 对于研究人员论文发表的评价标准,不崇尚"不发表就出局"的风气;
- 设立沟通部门或指派专人,为研究项目提供建议和支持。

当出现危机情况、需要做出反应时(如在临床试验期间发生安全事件或面临学术不端指控时),这样的制度框架可为研究人员和研究机构提供重要支持。

参考文献

Committee on Publication Ethics (COPE). Core practices. Webpage, accessed 12 October 2023.

COPE, DOAJ, OASPA, WAME. Principles of Transparency and Best Practices in Scholarly Publishing. Version: 4 September 2022. Licence: CC BY-NC-ND 4.0. doi:10.24318/cope.2019.1.12

Council for International Organizations of Medical Sciences (CIOMS). International ethical guidelines for health-related research involving humans. 2016. doi:10.56759/rgxl7405

Council for International Organizations of Medical Sciences (CIOMS). Clinical research in resource-limited settings. 2021. doi:10.56759/cyqe7288

European Federation of Academies of Sciences and Humanities (ALLEA). The European Code of Conduct for Research Integrity. 2023 Revised Edition. doi:10.26356/ECOC

研究机构良好治理实践的国际准则

International Committee of Medical Journal Editors（ICMJE）Defining the Role of Authors and Contributors. Webpage, accessed 12 October 2023.

World Medical Association. WMA Declaration of Helsinki—ethical principles for medical research involving human subjects. 2013. Available on the WMA website

World Medical Association. WMA Declaration of Taipei on ethical considerations regarding health databases and biobanks. 2016. Available on the WMA website

第八章

教育与学习

背景和原则

健康科学的快速发展,增加了研究方法的复杂性和对多学科研究的需求,同时也提升了全球范围伦理、监管、行政和质量要求的严格性,从而使得健康相关研究更具挑战性。为实现研究的科学和社会目标,研究机构越来越需要确保机构内部和合作伙伴的员工,具备相应的资质、技能、经验和专业知识,并在研究项目中充分且适当地执行各自的任务。对研究人员的资质和学习进行有效的治理,将有助于研究机构在健康相关研究的各个阶段(从方案的制定到项目的执行,再到研究结果的传播及转化为相应的政策和实践),维持其研究标准的科学/方法学可靠性,以及伦理、监管和质量合规性。此外,这亦可为研究机构及其研究人员带来更长远的利益,如有助于提升研究机构的声誉、获得更多的资金和研究机会,以及促进员工的职业发展。

因此,建议研究机构根据其职责和目标,对下列**资源**进行严格管理和监督:

- **学习机会**:根据研究人员的背景和任务,持续为所有人员提供充分的学习机会。
- **专业知识和技能**:建立相关机制,以确保研究人员具备开展研究项目各项任务所需的专业知识和技能,不管是研究方法层面的(如临床、流行病学、定性或混合方法,良好临床/实验室规范),还是与研究相关的学科或活动方面的(如研究伦理、科研诚信、数据管理、科学写作、规划、研究合同及行政管理)。

研究机构良好治理实践的国际准则

- 专业许可证：建立相关机制，以确保研究人员在必要时持有适当的专业许可证，以符合国家法律法规的要求。
- 培训/学习记录：建立相关机制，以记录所有参与研究的工作人员的培训/学习活动及所获得的资质。

研究人员具备相应的资质，并接受相关培训学习，是实现研究目的的重要前提条件。在单个研究项目中，首席研究员（PI）对其研究项目的全面实施和监督负有特别责任。因此，在研究项目启动之前，PI 务必核查其研究团队成员的技能和资质，并为他们安排必要的培训或再培训（如有需要，在项目进行过程中也安排此类培训），并确保妥善记录所有资质培训和学习活动。

必须强调的是，研究机构有责任确保所有研究人员都具备胜任工作的能力和技能，同时研究人员自身也有责任去获取和保有相应的知识与技能。因此，研究机构内所有参与执行、协调、管理或监督研究相关活动的人员，不管他们是临床研究人员、流行病学家、定性研究人员、卫生经济学家、研究协调员、质量管理人员、实验室技术人员、数据管理员、科研行政人员、法律专家、现场数据采集员、社区卫生工作者、翻译人员还是其他人员，均需在以下 3 个核心领域获取并保持相关资质和知识：

- 基本的专业资质；
- 研究概念和标准；
- 项目的特定要求。

对于开展干预性临床试验的机构而言，上述建议的重要性是显而易见的，因为这类研究受到严格监管，且 ICH GCP 和其他适用的指南和法规中，均明确规定了资质和培训方面的要求。不过，设计完善且有条理的资格认证和培训方法，对开展其他健康相关研究的机构（如流行病学、行为学和卫生经济学研究等领域）也大有裨益。无论研究的学科方向是什么，资质和培训的妥善治理，可为研究机构、研究人员、研究参与者和公众创造价值，因为这有助于：加强对人类参与者的保护和伦理合规性，提升法律、法规和质量合规性，保障研究质量与诚信，完善风险管理，推动能力建设和研究人才培养，以及促进研究方法的完善。

考虑重点及对策

27 - 基本的专业资质

这是指个人开展健康相关研究工作所需的基本专业资质,如医生、护士、药剂师、牙医、营养师、流行病学家、生物学家、毒理学家、心理学家、公共卫生专家、定性研究人员、卫生经济学家或法律专家等。研究机构需确保所有研究人员,包括但不限于首席研究员(PI),都具备必要的资质并接受继续教育,以便充分、恰当地履行其研究职责。在许多情况下,研究伦理委员会在审查具体的研究方案时也会核实这一点,以确保整个研究团队具备符合项目目标的专业知识组合。核实员工资质的责任,通常建议由机构管理层承担,如由相关部门的负责人承担,最好有人力资源部门或单位提供支持。

28 - 研究概念、标准和技能

健康有关研究的核心概念、标准和技能可分为六大领域:

- 研究伦理与诚信(参见第二章"伦理、法律和科学诚信")。
- 法律、法规和质量要求(参见第二章"伦理、法律和科学诚信")。
- 良好的研究实践(参见第三章"科学标准")。
- 健康相关研究的公众视角(参见第七章"沟通")。
- 研究设计和方法(参见第三章"科学标准",第四章"健康相关研究中数据和(或)生物材料的收集、储存和使用")。
- 科研管理与运营(参见第一章"研究机构管理",第四章"健康相关研究中数据和(或)生物材料的收集、储存和使用",第五章"财务管理和预算",第六章"合作",第九章"机构研究监督")。

上述各领域与具体研究机构的相关性,取决于员工的类别及其参与研究的情况。

建议研究机构在内部营造学习的氛围,鼓励和支持科研人员学习并及时了解上述概念和标准。在实践中,机构可在研究办公室/部门(如有)

研究机构良好治理实践的国际准则

的支持下，或可通过内部渠道，如网站、内部网或群发邮件，宣传最新的法规、指南和标准，或通过组织内部专题研讨会、工作坊、讨论小组、公众参与的活动等（参见第七章"沟通"），来实现这一目标。此外，机构也可以鼓励和支持科研人员参加相关的外部会议、论坛、专题讨论会、培训课程等。

29 - 具体项目的要求

开展特定研究项目具体任务时所需要的技能、专业知识和资质，应在研究方案和相关手册或文件中予以规定。

理想情况下，在研究项目开始之前，应落实每个团队成员所需能力的**资质和学习计划**。若经首席研究员（PI）或研究协调员核查发现有关成员的必备技能与专业知识存在缺失，则不得开展相关研究工作。研究机构还应通过机构研究监督机制，监督研究职责的委派和研究团队的培训（参见第九章"机构研究监督"）。

30 - 资质和学习的机构治理

如果将上述第27～29点中列出的资质和学习方面的内容，纳入有关资质和学习的**机构政策框架**下，那么它们将更容易在项目层面进行规划和实施。这样的机构政策也有助于营造一种长期的、可持续的学习文化，而非仅依赖于学习者本人的意愿和动力。

这些政策最好与人类研究部门或单位合作制定并管理，因为机构作为负责任的雇主，提供持续的专业知识更新（无论是否与研究相关）是其任务的一部分。此外，建议核心或部门管理层也参与到这个过程中来，因为确保充分的资质和学习需要成本投入，这些成本需要由机构核心或项目层面承担。

表7对上述领域进行了总结，并列举了相关示例。

表7 研究人员资质和学习的核心领域

核心领域	研究人员职责	研究机构职责
领域:基本专业资质 范围:专业资质;继续教育		

核心领域	研究人员职责	研究机构职责
示例： ■ 流行病学学士/硕士学位 ■ 人类学学士/硕士学位 ■ 医学、护理或相关健康专业的执业资格 ■ 管理学学士/硕士学位 ■ 卫生经济学学士/硕士	■ （入职前）获得必要的专业资质 ■ （在职期间）继续教育	■ 确保研究人员具备必要的资质 ■ 支持继续教育 ■ 存档资质文件

领域：研究概念、标准和技能
范围：研究伦理；法律、法规与质量要求；良好研究实践；公众对健康相关研究的看法；研究设计与方法学；研究管理与运营

核心领域	研究人员职责	研究机构职责
示例： ■ 研究伦理学硕士/证书 ■ 临床试验质量管理规范（GCP）证书 ■ 数据管理证书 ■ 定性或混合方法学硕士/证书 ■ 药物流行病学与药物警戒硕士/证书 ■ 研究诚信培训 ■ 数据保护培训 ■ 研究设计、方法学、报告撰写及发表培训 ■ CIOMS 准则培训 ■ CONSORT、STROBE 或其他方法学指南培训 ■ SAGER 指南培训 ■ 研究项目管理培训	■ 通过自学和（或）参加学习活动掌握相关研究概念与标准	■ 确保研究人员具备必要的专业技能 ■ 提供培训支持 ■ 记录培训情况 ■ 营造学习型文化 ■ 传播最新的法规/指南/标准 ■ 支持参与学习活动

领域：项目特定要求
范围：项目目标、实践、程序和要求

核心领域	研究人员职责	研究机构职责
示例： ■ 特定数据管理工具培训（如用于定量研究的REDCap，用于定性研究的NVivo） ■ 研究标准操作程序培训 ■ 国家研究指南培训（研究开展国）	■ 首席研究员（PI）：确保团队成员得到充分（再）培训，并记录培训情况 ■ 研究团队成员：学习研究方案及相关要求	■ 确保研究人员得到充分（再）培训 ■ 记录培训情况

核心领域	研究人员职责	研究机构职责
■ 研究伦理（再）培训 ■ 临床试验质量管理规范 　（GCP）（再）培训 ■ 外部或内部质量控制 　培训		

参考文献

Committee on Publication Ethics (COPE). Core practices. Webpage, accessed 12 October 2023.

Council for International Organizations of Medical Sciences (CIOMS). International ethical guidelines for health-related research involving humans. 2016. doi:10.56759/ rgxl7405

Council for International Organizations of Medical Sciences (CIOMS). Clinical research in resource-limited settings. 2021. doi:10.56759/cyqe7288

Council for International Organizations of Medical Sciences (CIOMS). Recommended Standards of Education and Training for Health Professionals Participating in Medicines Development. Working Group (report in preparation). Webpage, accessed 16 October 2023.

European Federation of Academies of Sciences and Humanities (ALLEA). The European Code of Conduct for Research Integrity. 2023 Revised Edition. doi:10. 26356/ECOC

International Council for Harmonisation of Technical Requirements for Pharmaceuticals for Human Use (ICH). Guideline for Good Clinical Practice E6(R2). 2016. PDF

World Medical Association. WMA Declaration of Helsinki—ethical principles for medical research involving human subjects. 2013. Available on the WMA website

World Medical Association. WMA Declaration of Taipei on ethical considerations regarding health databases and biobanks. 2016. Available on the WMA website

第九章

机构研究监督

背景和原则

　　研究机构对公众负有责任。因此,它们有义务监督自身的研究实践和活动,确保在合理控制风险的同时,为社会创造良好的价值。机构研究监督是指以主动的方式,监督机构的研究基础设施、人员、机制及项目的系统、方法和流程。研究监督是良好研究实践的核心组成部分,有助于:

- 确保研究行为合乎伦理规范并保护研究参与者;
- 维护研究数据的质量和完整性;
- 遵守国内/国际适用的指南、标准和法规;
- 高效利用有限的研究资源,减少研究浪费;
- 按照项目时间表和预算执行项目。

　　此处特意使用了"监督"(oversight)一词,以避免与 ICH GCP 及国家法律法规中申办方在药物试验中的"监查"(monitoring)义务相混淆。机构研究监督的审查性质与强度,取决于该机构开展或合作研究活动的类型与等级。即使机构作为研究项目的申办方,对于药物试验领域之外的领域,其监督活动也无须且不宜完全套用 ICH GCP 模式。

　　研究监督可以在以下两个维度组织和执行:

- **系统监督**:监督研究机构的研究能力,以确保研究者和研究人员具备资质和能力、背景多元化、能代表当地社区且性别平衡;确保研究所需的设施、设备和工具配置完备并妥当维护;确保制定并执行合理的政策和程序,以指导研究活动在适用的伦理、法规和质量要求下开展。

研究机构良好治理实践的国际准则

- 项目监督：监督研究项目的设立和运作，以确保研究参与者的权利、安全和福祉得到保护，项目按时间表计划推进，资金在预算范围内使用，数据的收集、记录、分析、报告、公开披露/发表符合要求。

机构的研究监督可维护研究实施过程中所采用方法的科学可靠性，保护人类参与者的权利、安全和福祉，确保研究诚信以及保障研究成果的质量。持续的研究监督在预防、发现和制止不合伦理的行为、研究浪费、研究中的欺诈或伪造行为、研究方案违规和研究报告抄袭等方面，均发挥着重要作用。

考虑重点及对策

31 - 研究监督的方法

研究机构的主要职责是：

- 建立针对机构本身及其研究人员和研究团队的内部研究监督系统；
- 制定切实可行的政策和指南，以支持外部利益相关者进行外部的研究监督。

根据研究机构的章程及其研究项目的性质，可以在不同层面采取不同的内部和外部监督方法（表8）。需要说明的是，研究机构不必使用所有方法，而是可以根据机构的研究目标、研究项目的风险、监管环境以及社区期望等因素，选择适合自身目标的方法组合。

表8　研究监督方法和层级概述

层级	方法：内部研究监督	方法：外部研究监督
1	**研究团队自查**	**申办方监查**
	研究项目的一线项目及质量控制措施	申办方项目团队的主要项目及质量控制措施
	目标：发现、纠正并最大程度减少与研究方案、适用标准及项目时间表/预算计划的偏离	目标：发现并纠正与研究方案和适用标准的偏离，监督项目进展，使其与项目时间表/预算计划一致

层级	方法：内部研究监督	方法：外部研究监督
2	**机构办公室/部门的监督** 机构的治理 目标：在系统和项目层面监督研究的合规性、资源利用及项目进度	**申办方/资助机构/合作者的稽查** 申办方/资助机构/合作者的组织监督 目标：监督研究合规性、资源利用及项目进度
3	**机构 REC 的伦理监督（如适用）** 代表机构的研究伦理治理 目标：对研究伦理与法规的合规性及参与者保护进行监督	**外部研究伦理委员会（REC）/认证机构/监管部门的审查** 研究伦理与法规监管 目标：对研究机构和（或）其研究项目 理、法规和质量合规性以及数据 性进行监督

　的责任，但实施内部研究监
　，包括机构管理层、研究者/
　　。表 9 概述了内部研究监督系统。

表 9　内部研究监督系统概述

主要责任	可能的代表	方法和范围	机构的角色
一级：研究团队自查			
研究者	研究协调员、研究助理	■ 全面检查 ■ 针对性检查	■ 制定指导性文件和表格，供研究者及研究团队使用 ■ 制定并落实建议以及接收研究人员报告的机制
二级：机构办公室/部门的中央监督			
研究监督委员会、中央研究办公室、质量管理部或其他相应部门	内部质量专员、合同审计员	■ 系统监督：例行或有因审查 ■ 项目监督：全部项目或选定项目	■ 委托机构办公室/部门来进行集中监督 ■ 建立机制来选择待检查的部门/团队/项目 ■ 制定系统监督和项目监督的指导性文件和表格

主要责任	可能的代表	方法和范围	机构的角色
三级：机构 REC 的伦理和法规监管（如适用）			
机构 REC	REC 委员、合同审计员	■ 系统监督 ■ 项目监督	■ 授权机构 REC 进行伦理和法规监管 ■ 接收来自机构 REC 的反馈/报告 ■ 敦促相关研究者和机构办公室/单位对机构 REC 的反馈作出回应

一级监督（自查）：研究人员在研究的构思、设计、实施和报告中发挥着重要作用，同时也承担着确保研究项目的合规性和质量的主要责任。因此，他们应该保留充分、可核查的研究记录，并委派团队成员对其研究工作进行一线检查。根据项目的性质、风险及适用的伦理、法规和质量要求，可以通过以下方式进行自查：

- **全面检查**：根据研究方案和适用标准，通过检查所有研究相关的记录和数据，包括但不限于源文件、医疗记录、病例报告表、参与者填写的问卷、研究人员培训记录和设备维护记录，重建并验证整个研究过程；
- **针对性检查**：仅检查预先确定的重要记录和流程（如知情同意文件、支持项目主要目标的数据），通常采用基于风险的方法，以确保关键研究数据的可靠性，以及最重要的研究要求和条件的合规性。

研究机构应当为研究人员及其研究团队提供指导和支持，帮助他们对其项目进行自查，包括发布指南、检查工具（如检查清单、报告表）以及组织培训等有效措施。

二级监督（机构/中央层级）：研究机构有责任营造有利于研究的环境，帮助研究者和研究工作人员采用良好的研究规范，合规、诚信地开展研究。机构的研究活动越多，就越需要一个由指定的研究监督委员会、中央研究办公室、质量管理部门或类似单位运作的中央监督系统。正如上文"背景和原则"一节所述，中央研究监督可以从系统监督或项目监督的维度进行。

对于有多个层级/单位的大型研究机构,系统审查可作为例行工作定期开展,也可轮流对各部门/单位/科室进行审查,而不必整个机构一次性完成。此外,可根据需要组织额外审查,例如在出现任何疑虑或投诉的情况下。

为使项目审查顺利进行,机构可为每个研究项目制定审查计划,并预先设定好审查要点。如果机构同时开展有大量在研项目,那么对所有项目都进行审查可能不切实际。为此,机构可以建立一套机制,在每个既定周期(如每年)内选择可管理数量的项目进行审查。仍建议采用基于风险评估的方法,把一些关键的风险因素,如弱势参与者的参与、大量参与者的招募、研究性干预措施的应用,考虑进去。

三级监督(伦理和法规): 部分研究机构可能会设立并运作自身的机构 REC 来监督研究伦理和法规事务,这些委员会可在履行另一层级的研究监督方面发挥更为独立的作用,特别是侧重于保护研究参与者及其相关社区的权利、安全和福祉。与上述中央研究监督类似,伦理与法规监督可以从系统或项目的维度进行。为此,研究机构应赋予其机构 REC 应有的权力,并建立相关机制,要求研究人员和机构办公室/单位与机构 REC 合作,并对其反馈意见作出回应。

33 - 外部研究监督

健康相关研究越来越多地以合作的方式开展,旨在为更广泛的人群创造更大的价值。因此,研究项目往往需要受到合作方的外部监督,包括商业申办方、其他合作机构、资助机构、认证机构或监管机构。

不同的外部机构可能有不同的监督要求,这取决于他们在相应的研究项目或活动中的角色和参与程度。例如,商业申办方可能会重点关注方案依从性,而资助机构则更注重资源利用和预算控制。

虽然研究机构在外部研究监督中相对被动,但应为研究人员和有关机构办公室/单位制定适当的机构政策和指南,以促进外部监督活动,特别是在以下方面:

- **人事档案维护:** 维护并保留研究者和研究人员最新的简历、资格证书和培训记录。

- **设施和设备维护**：维护和保留相关研究设施和设备的纠正/预防性维护和校准记录。
- **研究文件和记录维护**：在项目实施期间以及项目结束后规定的时间内，生成并保存所有必要的研究记录，如知情同意文件、源记录、病例报告表和调查表，无论是以纸质、电子版还是其他格式。

妥善的文件保存是支持外部监督的先决条件。然而，长期文件保存是研究人员面临的共同挑战。建议研究机构分配/确定足够的文件存储空间（在机构内部或外部），并建立研究文件管理机制，以便根据需要进行长期文件归档和文件检索。

研究机构还应认可为 REC 的运作做出贡献人员的工作价值，这种价值与其职位的荣誉性质相匹配。鉴于 REC 的工作量繁重，应给予作为 REC 成员的员工充足的时间履行职责，并鼓励和促进他们的参与。

34 - 持续改进

机构研究监督并非一次性的工作。除了每次审查的主题事项之外，其对促进机构的持续改进尤为重要。因此，有必要在研究监督系统中纳入正面反馈机制，以便：

- 记录已发现的观察结果/发现；
- 向研究者和机构办公室/部门报告已发现的观察结果/发现；
- 将已发现的观察结果/发现上报至机构管理层；
- 评估已发现的观察结果/发现的根本原因；
- 实施纠正和（或）预防措施（如适用，需经相关 REC/监管部门批准），以全面提升使机构在研究能力、质量及合规性方面的水平。

参考文献

AAMC Task Force on Financial Conflicts of Interest in Clinical Research. Protecting subjects, preserving trust, promoting progress I: policy and guidelines for the oversight of individual financial interests in human subjects research. Acad Med. 2003 Feb;78(2):225-36. PMID: 12584106.

Chapter 5. Monitor research. In: Teaching the Responsible Conduct of Research in

Humans (RCRH). Korenman SG. (editor). Undated. Available from the Office of Research Integrity (ORI) website

Council for International Organizations of Medical Sciences (CIOMS). International ethical guidelines for health-related research involving humans. 2016. doi:10.56759/rgxl7405

Council for International Organizations of Medical Sciences (CIOMS). Clinical research in resource-limited settings. 2021. doi:10.56759/cyqe7288

Indian Council on Medical Research (ICMR) National ethical guidelines for biomedical and health research involving human participants, 2016. PDF

International Council for Harmonisation of Technical Requirements for Pharmaceuticals for Human Use (ICH). Guideline for Good Clinical Practice E6(R2). 2016. PDF

National Academies of Sciences, Engineering, and Medicine. Optimizing the Nation's Investment in Academic Research: A New Regulatory Framework for the 21st Century. Washington, DC: The National Academies Press, 2016. doi: 10.17226/21824

UNESCO. Recommendation on science and scientific researchers. 2017. Available from the UNESDOC Digital Library

World Health Organization. Standards and operational guidance for ethics review of health-related research with human participants. 2011. Available from the WHO website

World Medical Association. WMA Declaration of Helsinki—ethical principles for medical research involving human subjects. 2013. Available on the WMA website

World Medical Association. WMA Declaration of Taipei on ethical considerations regarding health databases and biobanks. 2016. Available on the WMA website

研究机构良好治理实践的国际准则

附录一

研究机构良好治理实践建设要点概述

第一章　研究机构管理

1 – 研究范围、使命、愿景和价值观

2 – 组织结构、领导力和文化

3 – 知识管理、质量管理和风险管理

4 – 与利益相关者的沟通

第二章　伦理、法律和科学诚信

5 – 对研究参与者的责任

6 – 对研究人员和研究团队成员的责任

7 – 促进科学诚信工作的机构文化

8 – 负责任、透明和参与

第三章　科学标准

9 – 了解并协调拟开展和正在进行的研究

10 – 科学价值和恰当的研究计划

11 – 科学严谨性：审查和培训

第四章　健康相关研究中数据和（或）生物材料的收集、储存和使用

12 – 对研究参与者的责任

13 – 数据和生物材料的获取和传输

14 – 生物样本库和数据库管理

研究机构良好治理实践的国际准则

研究机构良好治理实践的国际准则

附录二

CIOMS 工作组成员名单及会议列表

CIOMS"研究机构良好治理实践"工作组在 2021 年 7 月—2023 年 9 月期间举行了一系列共 8 次会议。工作组报告初稿经参与成员审阅后，由编辑团队定稿。编辑团队成员是：Anant Bhan、Johannes van Delden、Ames Dhai、Marie Hirtle 以及 Raffaella Ravinetto，并由 Dominique Sprumont 和 Monika Zweygarth 提供支持。

工作组成员名单

姓名	所属机构	国家
Dominique SPRUMONT（主席）	沃州研究伦理委员会（Comité d'éthique de la recherche du canton de Vaud，CER - VD）纳沙泰尔大学卫生法研究所（Institute of Health Law，University of Neuchâtel），WMA 学术合作伙伴（WMA academic partner）	瑞士
Aline SIGRIST（秘书 2022—2023）	纳沙泰尔大学卫生法研究所（Institute of Health Law，University of Neuchâtel），WMA 学术合作伙伴（WMA academic partner）	瑞士
Annie VOLET（秘书 2021、2023）	纳沙泰尔大学卫生法研究所（Institute of Health Law，University of Neuchâtel），WMA 学术合作伙伴（WMA academic partner）	瑞士
Anant BHAN	耶内普亚医学院社区医学系（Department of Community Medicine，Yenepoya Medical College）耶内普亚大学伦理学中心，芒格洛尔（The Centre for Ethics，Yenepoya University，Mangaluru）	印度
Johannes van DELDEN	生命伦理与健康人文系，乌得勒支大学医学中心，乌得勒支大学（Department Bioethics and Health Humanities，University Medical Center Utrecht，Utrecht University）	荷兰
Ames DHAI	威特沃特斯兰德大学临床医学院（School of Clinical Medicine，University of the Witwatersrand）	南非

姓名	所属机构	国家
Kim ELLEFSEN	洛桑大学医院申办方研究办公室主任［Director of the Sponsor Research Office，Centre Hospitalier Universitaire Vaudois (CHUV)］ 洛桑大学 (University of Lausanne)	瑞士
Morenike FOLAYAN*	新型 HIV 疫苗与杀微生物剂倡议协会（New HIV Vaccine and Microbicide Advocacy Society）	尼日利亚
Marie HIRTLE	应用伦理学中心，研究伦理委员会，麦吉尔大学健康中心［Centre for Applied Ethics，REB-McGill University Health Centre (MUHC)］	加拿大
Rosanna LAGOS	圣地亚哥疫苗研发中心（Centro para Vacunas en Desarrollo，Santiago） 圣地亚哥儿童医院（Hospital de Ninos de Santiago）	智利
Dirk LANZERATH*	欧洲研究伦理协会联盟（European Network of Research Ethics Associations，EUREC）	德国
Roli MATHUR	ICMR 生命伦理中心，印度医学研究理事会（ICMR Bioethics Unit，Indian Council of Medical Research） 世界卫生组织生物医学与健康研究伦理强化合作中心（WHO Collaborating Centre for Strengthening Ethics in Biomedical & Health Research）	印度
Kotone MATSUYAMA	日本医科大学卫生政策与管理学系（Department of Health Policy and Management，Nippon Medical School）	日本
Winfred NAZZIWA	乌干达国家科学技术委员会（Uganda National Council for Science and Technology，UNCST） 非洲疫苗监管论坛（African Vaccine Regulatory Forum，AVAREF）	乌干达
Francine NTOUMI*	刚果医学研究基金会（Congolese Foundation for Medical Research，FRCM），布拉柴维尔（Brazzaville）	刚果（布）
Lembit RÄGO	国际医学科学组织理事会（Council of International Organizations of Medical Sciences，CIOMS）	瑞士
Raffaella RAVINETTO	安特卫普热带医学研究所伦理审查委员会（Institutional Review Board，Institute of Tropical Medicine，Antwerp）	比利时
Andreas REIS	全球卫生伦理、卫生系统和创新集群（Global Health Ethics，Health Systems and Innovation Cluster） 世界卫生组织（World Health Organization，WHO）	瑞士

研究机构良好治理实践的国际准则

（续表）

姓名	所属机构	国家
Vladislava TALANOVA	纳沙泰尔大学卫生法研究所（Institute of Health Law，University of Neuchâtel），WMA 学术合作伙伴（WMA academic partner）	瑞士
黄嘉慧	香港大学临床试验中心（The University of Hong Kong Clinical Trials Centre，HKU－CTC）	中国
游广智	国际临床试验中心联盟（International Clinical Trial Center Network，ICN）	中国
朱伟 `	上海市临床研究伦理委员会（Shanghai Ethics Committee for Clinical Research，SECCR）	中国

＊参会四次及以下的工作组成员。

工作组会议列表

会议	日期	地点
1	2021 年 7 月 7 日	网络
2	2021 年 10 月 6 日	网络
3	2022 年 2 月 11 日	网络
4	2022 年 8 月 22 日	网络
5	2022 年 11 月 10 日～12 日	瑞士日内瓦
6	2023 年 2 月 6 日	网络
7	2023 年 3 月 27 日	网络
8	2023 年 8 月 31 日～9 月 1 日	瑞士纳沙泰尔大学

附录三

评论员名单

姓名	所属机构	国家
Lucas Guimarães ABREU	米纳斯吉拉斯联邦大学（Universidade Federal de Minas Gerais，UFMG）	巴西
Kolade Afolayan AFOLABI	奥巴费米·阿沃洛沃大学（Obafemi Awolowo University，OAU）	尼日利亚
François BOMPART	法国国家健康与医学研究院伦理委员会（Inserm Ethics Committee）	法国
Katrina A. BRAMSTEDT	罗氏公司（Roche）	瑞士
Claudine BURTON-JEANGROS	日内瓦大学社会学系（University of Geneva，Department of Sociology）	瑞士
María de la Luz CASAS MARTINEZ	泛美大学（Universidad Panamericana）	墨西哥
Carole CLAIR	Unisanté初级保健和公共卫生中心（Center for Primary Care and Public Health，Unisanté）	瑞士
Lisa DETORA	霍夫斯特拉大学，亨普斯特德，纽约（Hofstra University，Hempstead NY USA）	美国
Nilza Maria DINIZ	隆德里纳州立大学（State University of Londrina，UEL）	巴西
Christine DOSQUET	法国国家健康与医学研究院（Inserm）	法国
Anne-Marie DUGUET	联合国教科文组织伦理、科学与社会主席（UNESCO Chair on Ethics，Science and Society）	法国
Lou FERRATON-MIGEON	瑞士生物样本库平台（Swiss Biobanking Platform，SBP）	瑞士
David GARCIA NUÑEZ	性别差异创新研究中心（Innovation Focus on Gender Variance，IFGV），巴塞尔大学医院（Basel University Hospital）	瑞士

研究机构良好治理实践的国际准则

姓名	所属机构	国家
Shirin HEIDARI	GENDRO	瑞士
Jean-Marc HOFFMANN	苏黎世大学医院临床试验中心［Clinical Trials Center（CTC），University Hospital Zurich（USZ）］	瑞士
Marius KEDOTE	联合国教科文组织伦理、科学与社会主席（UNESCO Chair on Ethics，Science and Society）	法国
Gerald L. KLEIN	药理学与毒理学系（Department of Pharmacology and Toxicology），东卡罗来纳大学布罗迪医学院（The Brody School of Medicine at East Carolina University，ECU）	美国
Nandini K KUMAR	印度伦理审查委员会论坛（Forum for Ethics Review Committees in India，FERCI）	印度
Richard James MAUDE	玛希敦-牛津热带医学研究中心（Mahidol Oxford Tropical Medicine Research Unit，MORU）	泰国
A. RUCKMANI	印度伦理审查委员会论坛（Forum for Ethics Review Committees in India，FERCI）	印度
Shambo S SAMAJDAR	印度伦理审查委员会论坛（Forum for Ethics Review Committees in India，FERCI）	印度
Anne Marie SCHUMACHER DIMECH	卢塞恩大学健康科学与医学院（Faculty of Health Sciences and Medicine，University of Lucerne）	瑞士
Joëlle SCHWARZ	Unisanté性别与健康研究中心（Gender and Health Unit of Unisanté）	瑞士
Claude SCHWEIZER	（无）博士，数据管理员	瑞士
Shenuka SINGH	夸祖鲁-纳塔尔大学（University of KwaZulu-Natal）	南非
Brogen SINGH AKOIJAM	印度伦理审查委员会论坛（Forum for Ethics Review Committees in India，FERCI）	印度
Rita SITORUS	健康研究伦理委员会（Health Research Ethics Commitee，HREC），印度尼西亚大学医学院（Faculty of Medicine Universitas Indonesia）	印度尼西亚
P. SUNDARRAJ	印度伦理审查委员会论坛（Forum for Ethics Review Committees in India，FERCI）	印度

研究机构良好治理实践的国际准则

姓名	所属机构	国家
Olinda TIMMS	印度伦理审查委员会论坛（Forum for Ethics Review Committees in India，FERCI）	印度
Joséphine ULDRY	瑞士生物样本库平台（Swiss Biobanking Platform，SBP）	瑞士
Manjulika VAZ	圣约翰研究所，圣约翰国家健康科学院（St John's Research Institute，St John's National Academy of Health Sciences）	印度
John R. WILLIAMS	渥太华大学(University of Ottawa，U. O.) 世界医学协会（World Medical Association，WMA）	加拿大 法国

研究机构良好治理实践的国际准则